皮肤病中医特色适宜技术操作规范丛书

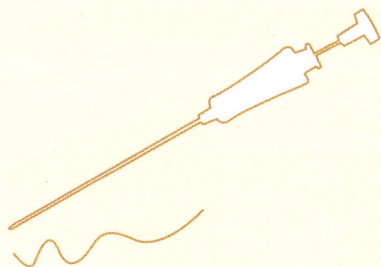

皮肤病
埋线疗法

主　审 ｜ 段逸群

总主编 ｜ 杨志波　李领娥
　　　　刘　巧　刘红霞

主　编 ｜ 李祥林

中国健康传媒集团
中国医药科技出版社

内容提要

　　本着"权威性、实用性"的编写原则，本书在编写过程中突出穴位埋线的临床操作技术及相关知识，文中配有操作技术的图解，语言表达生动具体、清晰明了，力求做到图文并茂，并把各技术操作方法及要点拍成视频，阐述其技术要领、操作步骤、适应证、禁忌证及注意事项，使广大读者可以更直观更简便的学习各种技术的操作流程。

图书在版编目（CIP）数据

皮肤病埋线疗法 / 李祥林主编 . — 北京：中国医药科技出版社，2018.10

　（皮肤病中医特色适宜技术操作规范丛书）

　ISBN 978-7-5214-0488-3

　Ⅰ . ①皮… Ⅱ . ①李… Ⅲ . ①皮肤病—埋线疗法—技术操作规程 Ⅳ . ① R244.8-65

中国版本图书馆 CIP 数据核字（2018）第 223190 号

美术编辑　陈君杞
版式设计　锋尚设计

出版　**中国健康传媒集团** | **中国医药科技出版社**
地址　北京市海淀区文慧园北路甲 22 号
邮编　100082
电话　发行：010-62227427　邮购：010-62236938
网址　www.cmstp.com
规格　880×1230mm　$^1/_{32}$
印张　$6^7/_8$
字数　171 千字
版次　2018 年 10 月第 1 版
印次　2023 年 9 月第 3 次印刷
印刷　北京盛通印刷股份有限公司
经销　全国各地新华书店
书号　ISBN 978-7-5214-0488-3
定价　36.00 元

获取新书信息、投稿、为图书纠错，请扫码联系我们。

本书编委会

主　　编　李祥林

副 主 编　范瑞娟

编　　委　（按姓氏笔画排序）

阮雅敏　李冠汝　张云鹤　郑月甜

赵　毅　郭玉玲

秘　　书　杨　岩

中医药是一个伟大的宝库，中医特色疗法是其瑰宝之一，几千年来，为广大劳动人民的身体健康做出了巨大的贡献。皮肤病常见、多发，然而许多发病原因不清，机制不明；对于皮肤病的治疗，西医诸多方法，疗效不显，不良反应不少，费用不菲。中医特色疗法具有简、便、廉、效等特点，受到了皮肤科医生和广大患者的欢迎。为了进一步开展中医特色疗法在皮肤病方面的运用，中华中医药学会皮肤科分会在总会领导的关心和帮助下，在中国医药科技出版社的大力支持下，精心组织全国中医皮肤科知名专家、教授编写了本套《皮肤病中医特色适宜技术操作规范丛书》，其目的就是规范皮肤病中医特色疗法，提高临床疗效，推动中医皮肤病诊疗技术的发展，造福于皮肤病患者。

本套丛书按皮肤科临床上常用的17种特色疗法分

为17个分册，每分册包括基础篇、技法篇、临床篇，文字编写力求简明、扼要、实用，配以图片，图文并茂，通俗易懂。各分册附有视频，以二维码形式承载，阐述其技术要领、操作步骤、适应证、禁忌证及注意事项，扫码观看，一目了然，更易于掌握。本丛书适合临床中医、中西医结合皮肤科医生及基层医务工作者参考使用。

本套丛书的编写难免有疏漏不足之处，欢迎各位同道提出宝贵意见，以便再版完善。

杨志波

2018年8月2日于长沙

埋线疗法治疗皮肤病是在中医理论的指导下，将羊肠线或高分子可降解生物材料植在人体内，以持续刺激腧穴，调整人体脏腑气血功能，达到治愈疾病的目的。埋线疗法是针刺学结合现代材料学为一体的新型疗法。埋线疗法集针刺、刺血、留针为一体，随着埋线工具的不断革新改进，埋线疗法成为一种安全、简便、刺激持久、疗效显著、患者依从性强的方法，深受患者和医生的欢迎。埋线疗法起初用在哮喘和小儿麻痹的治疗上，随着掌握埋线技术的医师不断增多，其治疗疾病的范畴逐渐扩展至内、外、妇、儿疾病的治疗上，因其疗效显著，操作方便，国家中医药管理局将埋线疗法确定为十年百项推广项目。随着埋线疗法的推广应用，皮肤科医师也开始学习掌握这门技术，并在临床上取得显著疗效，作为一种特色疗法在治疗皮肤病中发挥着重要的作用。

由中华中医药学会皮肤病分会牵头组织编写的《皮肤病中医特色适宜技术操作规范丛书》，在杨志波主任委员的组织下，李领娥主编带领国内十余家参编单位共同努力，现在就要由中国医药科技出版社付梓出版。山西省中医皮肤病专业委员会李祥林主任委员有幸承担了《皮肤病埋线疗法》分册的编写工作。在编写过程中，编委会的同志们根据临床和收集国内目前埋线疗法治疗皮肤病的相关文献，按照编写体例，全书分三篇：基础篇、技法篇和临床篇。本书的编写侧重于埋线作为一个中医治疗皮肤病的实用技术，从原理、技能训练、操作等方面进行阐述。由于目前收集的资料有限，临床篇所涉及的病种还不是很多，希望这本书的出版能给皮肤病的治疗增加新的治疗手段，提高临床疗效，以便于临床医师进一步推广埋线疗法和使用范围。本书图文并茂，旨在为皮肤科医师加强专业知识，规范临床技能操作，提高诊疗水平。在编写过程中本着能"明机理、重实战"的原则，注重理论、操作与临床应用相结合，务求使内容深入浅出、易懂易学。

本书编写过程中黑龙江中医药大学杨素清教授编写了疾病的定义、病因病机、诊断要点部分，在此表示感谢。

本书使用了《皮肤病脐疗法》李铁男团队的部分图片，在此表示感谢。

2018年6月

目录

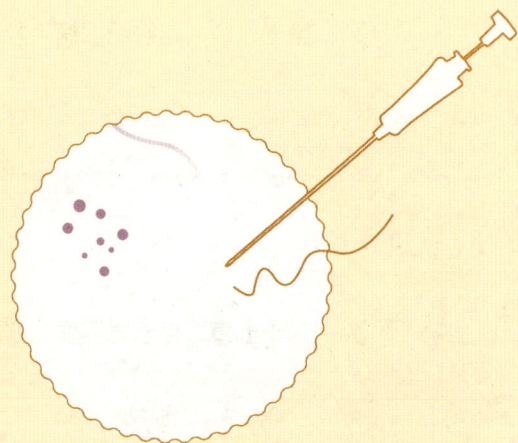

1

基础篇

第一章 1 历史与发展

第一节 定义

埋线疗法是以脏腑气血经络理论为基础，把可吸收线体埋植在相应腧穴和特定部位，利用其对穴位持续刺激作用，调整脏腑气血功能，祛除致病原因，达到治疗疾病的目的。是近60年来在中医理论指导下，融现代科学、医学知识为一体的中医非药物治疗方法，它是针刺疗法在临床上的延伸和发展，近30年来我国的皮肤病工作者将其运用在皮肤病的治疗领域，治疗的病种由少到多，治疗的理论体系日渐成熟，现在已成为皮肤病中医非药物治疗的重要手段。

第二节 历史沿革

从远古人类用砭石治病到中医理论体系形成，从冶炼技术的进步到针刺学理、法、方、针完善过程，每一次重要的技术进步都是中医学发展的里程碑。埋线疗法作为一种治疗技术，新中国成立之前的典籍中未见记载。而在中医经典中，《灵枢·九针十二原》关于"毫针者，……静以徐往，微以久留之……"以及《素问·离合真邪论》"静以久留"有相关留针的记载。是针刺治疗疾病的重要技术之一，从现在来看，留针技术应该是穴位埋线的最早雏形。在以后两千年的中医临床实践中，针刺疗法不断丰富，中医的临床治疗技术也在不断发展。进入20世纪60年代，解放军医疗队在河北、江西应用埋藏疗法治疗脊髓灰质炎、哮喘病，开创了穴位埋线的先河，当时的操作方法是在穴位上用手术刀割开一个小口，放入动物肾上腺、兔脑、磁体等，然后再缝合伤口，利用埋藏体对人体的持久刺激获取对疾病的治疗，前人的探索取得了十分满意效果。1965年穴位埋藏已有文献报道。有资料证明，1969年河北军医陆键发明了埋线针，开始把埋藏疗法进化为埋线疗法，使操作方法变得简单、安全、可靠。不用开刀，创伤变小。随着埋线针不断的改进，进化到现在已类似针灸针，操作与针刺方法接近，这项中医操作技术日渐成为一种成熟的中医技法。20世纪80年代初，埋线疗法开始在辨证论治指导下，取穴埋线治疗疾病，疗效得到了进一步提高。1991年第一部穴位埋线专著《实用穴位埋线疗法》问世，埋线疗法成为有系统理论指导和丰富临床实践的治疗方法，治疗的病种、应用的范围逐渐扩大。进入21世纪，国家中医药管理局将埋线技术作为"国家十年百项技术"进行推广，广大的皮肤病工作者学习应用技术后，将其运用在皮肤病的治疗，从简单的几个病种逐渐发展到多病种的治疗，现在已经成为一项治疗皮肤病的成熟技术。

第三节　治疗皮肤病

穴位埋线疗法是从治疗内科疾患上取得突破的。其后中医专家学者按照藏象、气血津液、经络理论进行临床辨证施治。治疗的病种逐渐从内科向外、妇、儿、五官等学科发展。检索文献发现，埋线疗法治疗皮肤病可以追溯到20世纪80年代末90年代初，解放军206医院率先将埋线疗法应用在粉刺病的治疗上，取得满意疗效，随后越来越多的皮肤科医师开始探讨使用埋线疗法治疗皮肤病，埋线疗法治疗瘾疹、湿疮、白疕病等疾病也获得了临床经验，进一步坚定了皮肤科医师推广埋线疗法的信心。本书共收集病种近20种，进行归纳整理，力争能够成为临床皮肤科医师运用埋线疗法治疗皮肤病的临床工具书，以便于皮肤科医师规范临床操作，为进一步推广埋线疗法治疗皮肤病提供帮助。

第四节　优势和前景

一、具有中医特色疗法的优势

整体观念和辨证论治是中医的两大特点，穴位埋线疗法是中医特色疗法之一，具有简、便、廉、验的特征。随着社会的进步，文化素质的不断提高，人们健康意识的改变，越来越追求无毒副作用的自然疗法，作为中医特色的埋线疗法完全符合人们节省时间、节省费用、追求减少医源性和药源性损害的理念，中医学未来的目标和发展方向能够满足人们对健康的追求。埋线疗法具有以上优势，是国家推广、医生喜欢、患者乐意接受、临床疗效满意的中医特色治疗方法。

二、具有现实的临床优势和未来发展潜力

埋线疗法的出现是广大医务工作者在实际工作中大胆创新的结果，随着其临床经验的积累和摸索，渐渐上升到在中医理论指导下的一种特色技能，它完成了从实践到理论，再从理论到临床实践，标志着埋线疗法作为一个中医特色疗法的成熟。正是因为有了这个实践过程，埋线疗法所治疗的病种，适用的范围才越来越广泛，越来越受到中医临床工作的重视。也正是因为有了中医工作者不断地探索，其治疗疾病的疗效越来越得到患者和学术界的认可，其在理论指导下的具体实践，随着时间的推移，成效越来越显著。特别是近年来对植入物的不断研究和改进，埋线疗法的临床优势和未来发展潜力越来越显现。

三、治疗皮肤病的优势

皮肤病以慢性、顽固性、反复性为多见，严重地危害着患病人群的身心健康，给个人、家庭及社会带来巨大的经济负担，是医学界的难题。靠药物治疗来缓解皮肤病临床症状，付出很大的财力、人力、物力疗效仍不满意。埋线疗法在传统中医理论的指导下，不断创新，

具有治疗间隔时间长、单次治疗时间短的特点，给患者节省了很多宝贵的时间和费用；而且疗效肯定，一些慢性、顽固性皮肤病病通过医患双方的配合，能够达到临床缓解或治愈；其费用少，依从性强，不失为治疗慢性、顽固性皮肤病的有效手段。

四、存在的问题和研究的方向

作为一项医疗技术，目前埋线治疗皮肤病病种还不很多，受埋线次数的限制，所治疗的疾病还是以慢性、复发性、病程较长的疾病为主，其作用机制尚不明确，需要说明和解决的问题还很多，这都需要从事皮肤病理论研究和临床医师共同努力，使其发挥更好地作用。所埋线体虽然有了极大进步和改进，但其在体内的作用机制仍然是一个需要进一步探索的课题。

中医基础理论认为人体是一个内而五脏六腑，外而四肢百骸，由经脉、气血津液协调沟通上下内外的有机整体。埋线疗法，融针刺、刺络放血、埋针为一体，对孙络、浮络产生刺激，对皮肤疾病产生直接的治疗作用。正如《素问·皮部论》说："皮者，脉之部也""知皮部，以经脉为纪。"说明穴位直接刺激对局部皮损可以产生直接的治疗作用。其次，皮部又能通过十二经脉在皮肤的分区，皮肤上的穴位通过经脉、气血津液沟通和联系脏腑，它们之间相互联系，相互影响，对脏腑功能产生调节，脏腑功能的恢复又进一步影响全身皮肤的生理病理变化达到对疾病和局部病变的治疗。但其总的作用机理不外乎调整脏腑、气血津液、经络达到治疗疾病的目的。

穴位埋线治疗皮肤病的机理，可以概括为以下三方面。

第一节　针刺效应

穴位埋线作为一种穴位刺激疗法，同样可起到针刺效应以治疗疾病，埋线时，需用针具刺入穴内埋入线体，此时即可产生酸、麻、胀、重等感觉，起到调节脏腑、调和气血、疏通经络的作用。一次性埋线针其针体较普通毫针粗大，刺激性更强，当用一次性埋线针刺入人体穴位，患者可以有更强烈的得气感。穴位埋线疗法的针刺效应主要体现在其疏通经络、调和气血的作用。

《灵枢·九针十二原》中说："欲以微针通其经脉，调其气血，营其逆顺出入之会。"埋线疗法可以通过疏通经络中壅滞的气血，使气血调和，经络通利，气滞血瘀的病理变化得以恢复正常。

第二节　刺络放血效应

穴位埋线可以在出针后在穴位创口微微挤出少许血液，起到刺络放血的效应。《素问·调经论》说："视其血络，刺出其血，无令恶血得入于经，以成其疾。""血去则经隧通矣"（《素问·三部九候论》王冰注），说明刺血有良好的治疗作用。有研究表明刺血对微血管的血色、流变、瘀点、流速具有改善作用，证实其可改善局部微循环及局部组织缺血缺氧状态，缓解血管痉挛，调动人体免疫功能，激发体内防御机制，进而帮助机体组织的恢复。因此，埋线时起的刺血效应同样可流通经络中壅滞的气血，协调经络的虚实，从而调整人体脏腑、经络及气血功能。故埋线时对某些病需要有意识地刺破血络，挤出一定量的血液以达到治疗目的。

第三节 留针效应

穴位埋线通过一次性埋线针将线体放入人体相应穴位，持久的刺激效应改变了传统针刺不能长时间留针的缺点，使得作用时间更持久，效果更明显。《灵枢·终始》曰："久病者……内而久留之。"张景岳释曰："久远之疾，其气必深，针不深则隐伏，病不能及，留不久则固结之邪不能散也。"故针刺临床中，为了使之得气或诱发循经感传，延长针效时间，同时为多次施行补泻手法创造条件，多采用留针之法。穴位埋线是在留针的基础上发展起来的，因此也具备了留针所具有的作用，如有催气、候气的作用，加强针感的作用，协调脏腑、疏通经络、调和气血、补虚泻实的作用；穴位埋线集"针刺、腧穴、线"功能于一体刺激强而持续，时间长而力专，初期刺激强，可以克服脏腑阴阳的偏亢部分，后期刺激弱，又可以弥补脏腑阴阳之不足，这种刚柔相济的刺激过程，可以从整体上对脏腑进行调节，使之达到"阴平阳秘"的状态。

第三章 **3** 现代研究进展及
创新

西医学对埋线过程进行研究，内容还是比较丰富的，研究发现埋线的过程中机体内部微观组织结构也在发生着相应的变化：

1 › 线体埋入机体后，逐渐液化、吸收的过程为异体蛋白刺激人体的过程，类似组织疗法，有增强免疫功能的效应；

2 › 埋入穴位的线体作为一种新的抗原，可诱导人体产生变态反应，使淋巴组织致敏，配合抗体、巨噬细胞来破坏、分解、液化线体，使之分解为多肽、氨基酸等；

3 › 线体埋入穴后还能提高机体的应激能力，促进病灶部位血管床增加，血管新生，血流量增大，血管通透性和血液循环得到改善，从而能够加快炎症的吸收，减少渗出、粘连；

4 › 线体作为一种新的抗原，埋入穴位后使肌肉合成代谢增高，分解代谢降低，肌蛋白、糖类合成增高，乳酸、肌酸分解代谢降低，从而也提高了机体的营养代谢。

穴位埋线完成后能对穴位、神经以及整个中枢产生一种综合作用，其机制为多种刺激同时发挥作用，形成一种复杂的持久而柔和的非特异性刺激冲动，使组织器官的活动能力加强，血液循环及淋巴回流加快，局部新陈代谢增强，其营养状态得到改善，产生的疼痛信号传到相应的脊髓后角内，可以引起脊髓水平的抑制效应，调节其所支配的内脏器官。实验证明穴位埋线也可降低大脑皮支兴奋性氨基酸（谷氨酸、天门冬氨酸）的含量，降低甘氨酸、牛磺酸的含量，从而提高皮支 γ-氨基丁酸/葡萄糖比值，达到兴奋性氨基酸与抑制性氨基酸的平衡。

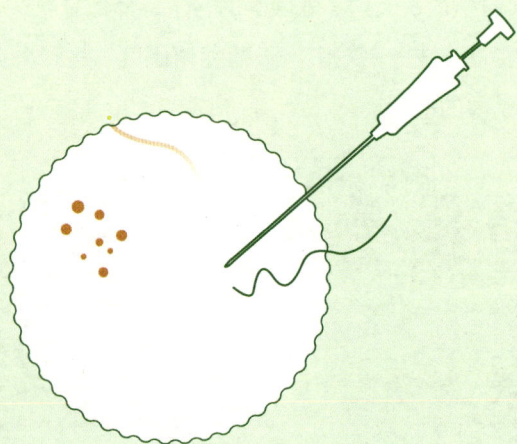

2

技法篇

第四章 **4** 器具与材料

第一节　埋线针具

　　埋线起源于埋藏方法，埋藏方法最早的器具是手术刀，1969年军医陆健发明了埋线针（即陆氏69式埋线针），埋线疗法变得十分简单，陆氏埋线针是一种特制的专用金属钩针，长12～15cm，针尖呈三棱形，三棱形底部有一缺口用于钩挂生物蛋白线和羊肠线。那时埋线针是反复消毒使用的，虽然比切口方法有了进步，但创伤仍然偏大，操作前必须局麻，较之于后来发明的套管式埋线针显得比较复杂。后来，随着医院感染控制的要求，现在使用得越来越少。20世纪90年代，一次性埋线针（图4-1-1）开始进入市场，这时候的针具已经变得更为科学和先进，埋线针变成套管式，外面是一个空心套管针，针芯为实质的推线针，类似于腰椎穿刺针。现在市场上流行使用的一次性套管针具分为7号、8号、9号、10号、11号、12号、16号等。

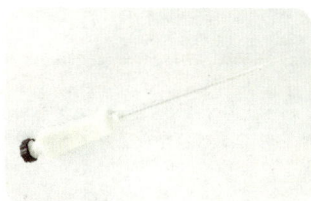

图4-1-1　一次性埋线针

一、针柄

一次性埋线针为了便于夹持进针，专门设计了针柄，有利于手持和进针，方便刺入皮肤。

二、针体

贯穿于针柄，由不锈钢制成，为空心，有些针具为了便于穿刺深度，在针体上设有刻度。

三、针芯

位于针体内，由实心的不锈钢做成，推动针芯将羊肠线送入体内，也有在针芯中加入弹簧，方便羊肠线装入针套。没有弹簧的则需手动拉出针芯，将剪好的羊肠线从针尖部装入。现在国家对一次性埋线针纳入国家二类医疗器械进行管理，由各省市药品监督管理局批准进入市场。

四、埋线材料

埋线用的线体材料（图4-1-2）有羊肠线、生物蛋白线、高分子生物化学合成线。羊肠线使用得比较早，使用羊肠黏膜下层的黏膜加工而成，并经甲醛、明矾和铬盐处理，主要成

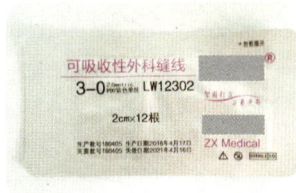

图4-1-2　埋线材料生物蛋白线

分为大分子蛋白；生物蛋白线是从动物皮肤、软骨、韧带、骨骼中经浸煮、水解等多道工序提炼，再经过加捻和交联作用而制成；高分子生物化学合成线是由高分子原料纺制而成的单丝结构可吸收合成线，植入人体后可分解成二氧化碳和水排出体外，无任何化学残留。羊肠线相对于人体属于异体蛋白，一些患者会出现免疫反应，所以目前临床使用逐渐减少；生物蛋白线相对于高分子生物化学合成线对人体刺激较强，体内吸收相对时间长，医师可根据患者体质、疾病种类选择使用，进一步积累研究。

埋线针和线的对应关系如下：

❶ 7号针——000号线　　❷ 9号针——00号线

❸ 12号针——0~1号线　　❹ 16号针——1~2号线

第二节　辅助工具

一、皮肤消毒用品

碘伏，75%乙醇，棉签。

二、局麻用品

2%～4%利多卡因，生理盐水，5～10ml一次性注射器。（也有不用局麻，直接用一次性埋线针直接刺入穴位。）

三、辅助器材

洞巾、持针钳、手术剪、血管钳、短无齿镊、腰盘、医用手套、钝性探针等均消毒备用。

四、辅料用品

棉球、纱布块，均消毒，胶布、绷带。

现在一次性埋线包（图4-2-1，图4-2-2）中，以上辅助用品一应俱全，使用非常方便。

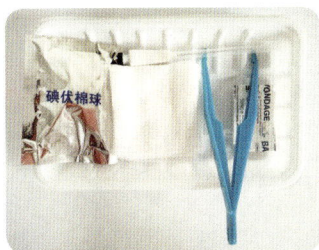

图4-2-1　一次性埋线工具

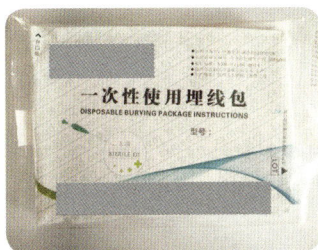

图4-2-2　一次性埋线包

第三节　埋线室的布局

为了有效和安全地开展埋线治疗，应该设置独立的埋线治疗室。埋线室应准备埋线操作床、器械柜、治疗台、紫外线消毒灯等设施。其内应划分为一般工作区、清洁区、无菌区。一般工作区用于患者埋线前一般情况登记、术前教育、候诊及术后休息；清洁区用于器械、敷料放置；无菌区用于埋线治疗。

穴位埋线操作属有创操作，要求埋线室同门诊外科手术室一样，操作室应有专人管理。

❶ 凡进入埋线室的工作人员必须换鞋、戴帽子、穿工作服。

❷ 进入无菌区或施行无菌操作时必须戴口罩。

❸ 外出时，更换外出衣和鞋，注意保持室内整洁、安静。

❹ 室内各种物品要定量、定位放置，用后物归原处。

❺ 埋线室要严格的无菌消毒制度，定期清扫消毒，保证无菌操作，预防感染。

❻ 埋线室的消毒可以选用紫外线照射法。

❼ 室内空气消毒按每10~15m^{2}安装30W紫外线灯管1只，一般每次消毒应照射30~40分钟，必要时可延长。

❽ 紫外线穿透力很差，不能穿过纸片、布片甚至灰尘，因此消毒常不太彻底。

❾ 每周还应用健之素溶液进行一次消毒。

第五章 5 埋线方法

第一节　进针方法

　　埋线进针法类似于针刺进针法，但因埋线疗法有线体推入，其操作方法又有其特点。对有些穴位可以针刺，但埋线疗法一般不选取，如十宣穴等。

　　穴位埋线进针手法根据所选穴位而不同。一般来讲，进针应循经脉走行方向、腧穴分布部位和所要求达到组织结构等情况而定。例如，腹部主要采用直刺进针法，四肢可以采用直刺或斜刺进针法，皮肤表浅部位采用提捏进针法，背部、腰部以上必须提捏进针法。胸背部的穴位应该提捏起局部皮肤进针，以免损伤内脏。

　　值得注意的是，埋线治疗发挥持续作用的是材料的刺激，但不可将材料注入关节腔内。因为在关节腔内，材料难以吸收，将加剧关节疼痛。常采用的进针手法有：

一、平刺进针法

即横刺，沿皮刺（图5-1-1）。是针体与皮肤表面呈15度左右沿皮刺入，此法适用于皮薄肉少部分的腧穴，如头部腧穴等。

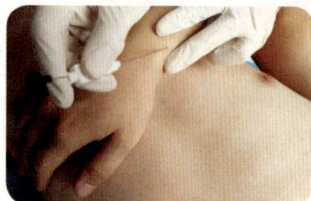

图5-1-1　平刺进针法

二、斜刺进针法

是针体与皮肤表面呈45度左右倾斜刺入（图5-1-2），此法适用于肌肉浅薄处或内有重要脏器或不宜于直刺、深刺的腧穴。

图5-1-2　斜刺进针法

三、直刺进针法

是针体与皮肤表面呈90度垂直刺入（图5-1-3），此法适用于人体大部分腧穴。

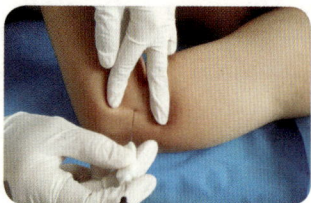

图5-1-3　直刺进针法

四、提捏进针法

左手拇、食二指将所刺处皮肤捏起，右手持针于捏起处刺入（图5-1-4）。适用于皮肤浅薄部位（如印堂、列缺）的进针。

图5-1-4　提捏进针法

第二节　进针方向

一、一穴多向

为了增强针感和加强疗效，同一穴位可向不同方向进行刺入埋线，如局限性皮痹选用阿是穴时，可以向皮损的不同方向埋线。

二、腧穴所在部位

如背部的背俞穴，为了安全起见埋线时针向棘突的方向或向上向下平刺。

三、针向病所

为使针感到达而将针尖朝向患部方向。

第三节　埋线顺序

一般先埋上部，再埋下部；先背部后腹部；先头部后四肢，先阳经后阴经。

先阳后阴，取其从阳引阴而无亢盛之弊；先上后下，则循序渐进次序不乱；先少后多，刺激由弱到强，使患者易于接受。

第四节　埋线深度

埋线的深度是指针身刺入穴位的深浅。掌握埋线的深度，应以既要有针下气至感觉，又不伤及组织器官为原则。每个腧穴的埋线深度，在临床实际操作时，还必须结合患者年龄、体质、病情、腧穴部位、经脉循行深浅、季节时令、医者针法经验和得气的需要等诸多因素综合考虑，灵活掌握。正如《素问·刺要论》指出："刺有深浅，各至其理，……深浅不得，反为大贼。"强调针刺的深度必须适当。

穴位处的解剖结构是针刺深浅的首要依据

一般来说，凡头面和胸背部腧穴针刺宜浅，四肢和臀腹部腧穴针刺可适当深刺。老年体弱，气血衰退；小儿娇嫩，稚阴稚阳，均不宜深刺。青壮之龄，血气方刚，可适当深之。针下酸麻胀重感应大、出现快的，以及精神紧张、惧怕针刺的患者，针刺应当浅些；感应迟钝或感应小的患者，针刺应当深些。

针刺的角度、方向和深度，这三者之间有着不可分割的关系。一般而言，深刺多用直刺，浅刺多用斜刺或平刺。对延髓部、眼区、胸腹、背部的腧穴，由于穴位所在处有重要脏腑、器官，更要掌握好针刺角度、方向和深度，必要时采取提捏进针法，以防针刺意外的发生。

一、穴位情况

　　穴位局部肌肉层厚，则埋线深；肌肉层薄，则埋线浅。

二、年龄情况

　　年老体衰及小儿娇嫩之体，均不宜深刺；年轻力壮者可深刺。

三、体质情况

　　形体瘦弱、气血虚衰宜浅刺，而形体强盛者可深刺。

四、解剖情况

　　凡头面及胸背部肌层较薄的腧穴宜浅刺，四肢及臀部肌肉较厚者可深刺。穴下有脏器、血管及神经干者宜浅刺。

五、病情情况

　　阳证、表证、新病、实证宜浅刺；阴证、里证、久病、虚证宜深刺。

第五节 治疗频率和疗程

采用埋线治疗的皮肤疾病多为慢性病、难治病和反复发作性疾病，需要多次埋线治疗方能取得良好的效果，有些疾病在治疗数次后才逐渐出现疗效。因此，正确选择埋线治疗周期和频率也是治疗中的重要环节。对于慢性病、难治病和反复发作性疾病需要一定的治疗周期，一般来说，随着疗程的增加，效果逐渐出现。埋线作为一种刺激，由于线体在体内逐渐吸收，也有一定刺激半衰期，如果不能及时进行连续治疗，症状可能复发。例如，天疱疮病、红蝴蝶疮多次埋线后可以递减激素用量和提高患者的生活质量，必须及时进行连续地治疗，才能维持疗效，延长生命。在进行多次埋线后，治疗效果或治疗反应可能出现平台期，此时标志着一个疗程的结束，无论是机体还是穴位都需要恢复一定的状态，才能对新的治疗刺激产生反应。

埋线疗法涉及针刺治疗的各个方面，除了常规的针刺治疗原则外，埋线的长效治疗模式有独特的治疗特点，有些特点和作用方式目前尚未明确，有待进一步研究探讨。但是中医学有自己的发展特点，埋线疗法应当在临床实践中不断根据临床经验进行完善，更好地发挥其治疗作用。

穴位埋线的频率和疗程根据患者的病情和体质而定，急性、亚急性的患者7～10天埋线一次，1～3次为一个疗程；慢性病患者10～15天埋线一次，3～6次为一个疗程。体型瘦小者，15～30天埋线一次；肥胖者，7～10天埋线一次。

第六章 6 埋线技能训练

埋线操作需要有熟练的埋线技能，埋线技能的好坏，操作手法的轻重、熟练与否决定着埋线操作过程的医疗安全，埋线治疗的患者依从性，埋线治疗的临床效果。因而，埋线操作技术的训练具有十分重要的临床意义。就埋线技能来讲，不同的针具有着不同的操作要点，如早期的埋线针需要切开，操作相对复杂，我们这里主要介绍的技能训练要点是以现行的套管针为针具而进行的埋线，其操作技术的训练主要从以下方面进行。

第一节　取穴训练

在技能训练过程中要想能够准确熟练的操作，取穴是关键的一环，在掌握好穴位所在经络位置后，还应熟悉穴位解剖，对每个穴位所在经络的脏器、骨骼、神经、肌肉、血管应熟练掌握，操作时才能得心应手，避免损伤脏器、神经、血管，出现安全事故。

第二节 截线训练

截线（图6-2-1）训练的目的是训练术者能准确无污染地按照所选穴位截取不同长度的线体。打开一次性埋线包，按无菌操作要求戴好手套，打开线包，按埋线穴位要求选择好所埋线体的长度，将已备好的可吸收性

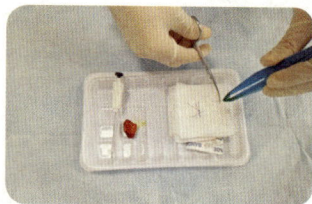

图6-2-1 截线

外科缝线，在操作盘范围内准确截取0.5、1、1.5、2、2.5、3cm长以备用。

第三节 穿线训练

穿线（图6-2-2）训练的目的是训练术者能迅速准确无污染地将线体送入埋线针内。因为埋线针和线体在操作前是分离的，需要术者准确无误地将线体穿入埋线针，操作者左手拇指和中指持埋线针针柄，食指轻轻将

图6-2-2 穿线

针芯退出所需长度，右手拇指和食指取下埋线针针体上的保护管，右手拇、食、中指持无菌镊子，用镊子尖部轻轻夹取线体，从埋线针的针尖马蹄边送入线体。初学者训练时，如线体前段多次穿线可能变得毛糙，难以将线体置于针体前端，此时可以用无菌剪刀剪去线体前端膨大的部分1~2mm，然后置入针管中。

第四节　进针训练

进针训练的目的是要训练术者进针时减轻患者痛苦，熟练把握进针方向、深度，避免损伤重要血管、神经、脏器。在已经取穴准确和消毒完成后，术者以右手拇、食、中指三指持埋线针针柄，根据平刺、直刺、斜刺、提捏刺进针要求迅速刺入皮下，根据穴位不同，选择不同深度。

第五节　推线训练

推线训练的目的是要训练术者在推线过程中避免由于操作不熟练而使埋线针在推线时进针过深或拔出埋线针，这个训练要求术者在进针达到深度要求后，左手拇、食、中指固定针体，防止晃动，右手拇指轻盈平稳推入线体。

第六节　出针训练

　　出针训练的目的是要训练术者在出针时减少患者疼痛，避免将线体带出。宜缓慢退针至皮下，迅速拔出，并配合按压。

第七章 7 治疗原则与取穴

第一节　治疗原则

埋线疗法是由针刺疗法演化而来的，因此，熟练掌握针灸学理论知识至关重要。穴位埋线疗法如果忽视针灸学理论对其指导，仅仅依靠几个穴位或者有效刺激区来开展埋线疗法，必然影响疗效。埋线治疗之前，必须明确诊断，深刻认识疾病的病因病机，选取确实有效的穴位，辨证取穴。埋线疗法与针刺相比，其刺激强度要大，相对针刺来讲痛苦大，一定要按照整体治疗原则、局部治疗原则和皮损治疗原则来进行，为选出埋线用的合适穴位做好准备。

一、整体治疗原则

所谓整体治疗原则，是指将在中医基础理论的指导下，四诊收集的临床资料，运用中医脏腑、气血、经络生理功能变化，疾病病因病机及综合分析推演，明确疾病诊断，确定疾病证型，根据证型所涉及脏腑、经络确立治疗原则，如蛇串疮辨证为肝经郁热证，虽病发在头面胸胁，可循肝经选太冲穴以泻肝经郁热。

二、局部治疗原则

根据疾病皮损发生的部位所涉及的经络或相表里经络，采用局部取穴，如摄领疮发于颈项部，可选督脉、足太阳膀胱经的穴位局部治疗，如风门、阿是穴（病痛局部或敏感反应点）等。

三、皮损治疗原则

皮肤病的原发皮损或继发皮损按照中医的辨证思维方法，即可分出风、寒、暑、湿、火、燥的不同，也可分为表里、阴阳、寒热、虚实的不同，在明确病因证型后，可作为治疗的指导原则。如患者皮损糜烂、渗出、结痂，溃水淋漓，可辨证为脾虚湿盛，不论何病，均可选脾经腧穴埋线治疗。

第二节　取穴原则

一、本经取穴

当某一脏腑、经脉发生病变时，即选该脏腑、经脉的腧穴配成处方。如肝经郁热导致的蛇串疮，发于大腿内侧，可近取肝经的足五里，亦可远取本经的太冲。

二、表里取穴

本法是以脏腑、经脉的阴阳表里配合关系为依据的配穴方法。当某一脏腑经脉发生疾病时，取该经和其相表里的经脉腧穴配合成方。如粉刺因肺经风热而发病时，既可以取肺经的尺泽，又可以取大肠经的合谷。

三、部位取穴

根据皮肤病皮损所在的部位，即可一经取穴也可多经取穴的治疗原则，如顽湿聚结于小腿外侧、后侧时，在选用阿是穴的同时，选用丰隆、足三里、阳陵泉。

四、取穴少而精

就针刺和埋线来讲，埋线疗法毕竟针具较粗，刺激强度大，患者痛苦，组成合理有效地埋线处方，既要保证治疗效果，又要本着减轻患者痛苦，增加患者依从性，以精、少、准、效作为辨证选穴的基本原则。

第八章 8 操作方法

第一节　患者准备

① 决定施行穴位埋线治疗的患者应登记详细信息，包括姓名、性别、年龄、住址、联系方式、中医诊断、证型、穴位配伍、接诊医生、操作医师。

② 在穴位埋线之前，询问患者是否进食（穴位埋线宜在饭后1小时，不宜过饱或饥饿时进行）。

③ 向患者解释操作规程和注意事项。由于一次性埋线针比较粗，患者往往有恐惧心理。这时需要向患者耐心解释，消除患者的紧张和怀疑心理，嘱其放松心态，配合操作。

④ 对痛觉敏感的患者可选用局部麻醉。

⑤ 患者体位选择：为了保证埋线操作的顺利进行，患者需要有合适的体位。选取患者体位的原则，一是要根据所选穴位来确定，二是要方便术者的操作。尽量采用患者自然舒适又能持久的体位，常用操作体位有：仰卧位（图8-1-1）、俯卧位（图8-1-2）、侧卧位（图8-1-3）、坐位（图8-1-4）。

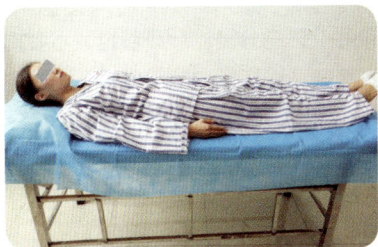

图8-1-1　仰卧位

仰卧位主要用于头面、前胸、腹部、上肢的操作；

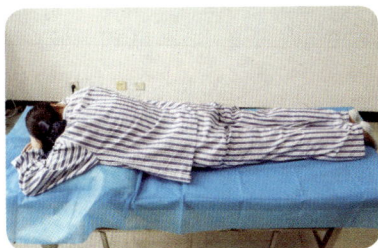

图8-1-2　俯卧位

俯卧位主要用于颈肩部、脊背、臀部、大腿和小腿后侧；

图8-1-3　侧卧位

侧卧位主要用于骶髂部、侧腰部、臀部、季肋部、下肢背侧、肩背部；

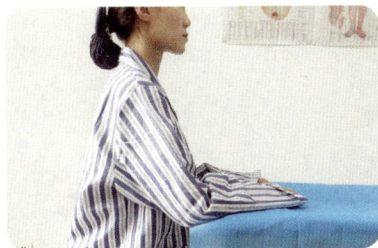

图8-1-4　坐位

坐位主要用于头面部。

第二节　术者准备

1. 一般准备

埋线术者操作前应该首先修剪指甲，头发整理，手卫生一般清洁，穿戴整齐，按要求戴好帽子、口罩。

2. 取穴	患者取俯卧或者仰卧位，充分暴露埋线部位，术者拇指、食指按治疗方案循经按压取穴或阿是穴，询问患者感觉，以确定埋线穴位，并做好标记。
3. 操作台准备	由助手或护士将器械台推至操作床边，选择便于操作的位置摆放，随后打开一次性埋线包以备用。
4. 手消毒准备	埋线术者应按照七步洗手法认真进行手部清洁，清洁擦干后戴一次性无菌手套。

第三节　穴位消毒

施术者用2.5%碘伏消毒选定穴位，以进针点为中心，由内向外顺时针旋转涂擦，直径应在3cm以上，待碘伏干后，再使用75%乙醇脱碘，范围应大于碘伏消毒的面积，待消毒部位干燥后方可进行埋线操作。

第四节　穿线

用镊子取出羊肠线，根据所选穴位不同，用剪刀剪取合适的埋线长度，置于埋线针针管的前端，用镊子将线体轻轻推入针管，线体要完全置入针内，不可露在针管外。

第五节　埋线

　　根据治疗原则和配穴原则选定穴位后，按照埋线进针法选择平刺、直刺、斜刺、提捏等进针，并根据病变性质不同、患者体质不同、埋线部位不同，分别确定进针深度、进针方向。术者具体操作时，左手食指、中指绷紧已经消毒好的穴位两侧或提起进针部位皮肤，右手拇指、食指和中指持针，快速刺入皮下，再缓缓推针到穴位相应的深度，找到针感，右手食指轻轻推动针芯，将线体完全植入穴位内。确保线体完全推出，将埋线针缓缓退至皮下，快速出针，左手即用棉球按压针孔10秒，确保不出血后放开，如有出血则延长按压时间直至出血停止。

第六节　术后医嘱

　　询问患者有无不适，交代埋线后注意事项，嘱患者休息10~15分钟，没有不适感方可离去。

第九章 9 术后反应及注意事项

第一节 正常反应

❶ 埋线后局部出现酸、麻、胀、痛的感觉是正常的，是刺激穴位后针感得气的反应。体质较柔弱或局部经脉不通者更明显，一般持续时间为2~7天。

❷ 埋线后，由于手术的损伤及羊肠线异体蛋白的刺激，一般在1~5天内，局部可出现胀、微痛、微红等无菌性炎症反应，且部分病例反应较重，有少量白色液体自创口流出，均属正常现象。

❸ 埋线后出现皮下瘀斑、结节、轻微发热均属正常反应，一般1~2周可自行消除。

❹ 局部反应7天不能缓解者，应及时就医。

❺ 体型偏瘦者或局部脂肪较薄的部位，因其穴位浅，埋线后可能出现小硬节，不影响疗效，但吸收较慢，可辅以艾灸促进吸收，缓解疼痛。

第二节 异常反应

① 进针后有疼痛、麻木感觉明显，可能为刺伤神经血管，应调整进针方向。

② 过敏反应：极少有患者出现过敏反应。

③ 感染：在埋线操作中如无菌操作不严格或针眼保护不好可致感染，多在埋线后3~4天出现局部红、肿、热、痛加重等炎症反应。

④ 晕针：晕针是指在埋线过程中患者出现的晕厥现象。

第三节 埋线术后的护理

一、一般护理

埋线后要注意针眼的局部护理，保持干燥、清洁，预防感染，叮嘱患者不宜穿化纤或过于束身的衣服，宜穿着宽松柔软的棉织品为宜，避免对埋线针眼的搔抓、拍打等不良刺激。

二、心理护理

因埋线后会出现酸、麻、胀、痛等感觉，要及早对患者进行心理调护，消除患者因不了解埋线正常反应而出现的紧张心理，对于病程较长、容易反复的皮肤病患者，还应进行埋线治疗皮肤病的教育，帮助患者树立战胜疾病的信心，提高患者的依从性。

三、饮食调护

埋线治疗期间，应给予患者饮食调护指导，均衡营养，清淡饮食，有利于疾病的康复。

第四节　注意事项

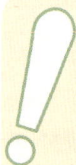

- 埋线前应向患者详细介绍过程及可能出现的情况，消除患者的紧张和怀疑心理。
- 埋线操作中，施术者必须精通中西医理论，熟悉人体解剖和操作规则，需完全避开血管，严格掌握进针方向、深度、刺激强度，以防发生气胸及其他意外。
- 严格无菌操作，防止感染。
- 穴位埋线，针刺到肌层，羊肠线不要埋在脂肪组织中，以免影响吸收。
- 埋线操作时应一边操作一边观察患者一般情况，询问患者感受，及时调整进针深度和方向。
- 埋线后24小时内局部勿沾水，防感染。

- 埋线后要让患者休息10～15分钟，无不适方可离去。

- 埋线后宜饮食清淡，避风寒，调情志，忌烟酒、海鲜及辛辣刺激食物。

- 在一个穴位多次治疗时，应偏离前次治疗部位。

- 在头面部做埋线治疗时，由于这些部分血管丰富，进针过皮后一定要缓慢进针、出针，出针后要用棉球按压针眼片刻，以防出血过多。

第五节　埋线禁忌

A 出血性疾病患者禁用埋线。

B 关节腔内禁用埋线。

C 婴幼儿禁用埋线，儿童慎用埋线。

D 女性在月经期、妊娠期、哺乳期勿埋线。

E 皮肤局部有感染、溃疡不宜埋线。

F 严重性疾病、肝肾功能不全者不宜埋线。

G 结核、性病、其他传染性疾病慎用。

H 运动、酒后、过饱过饥慎用埋线。

I 眼眶周围慎用埋线。

第六节　异常情况处理

一、晕针

1. 原因　　患者体质虚弱，精神过度紧张；或过饥，过饱，过累，大汗，大出血，严重腹泻；或体位不当，或医者手法过重，刺激量过大，均可导致晕针。

2. 处理　　立即停止治疗，使患者平卧，头低脚高位，注意保暖，给予温开水或糖水。重者配合针刺人中、内关、涌泉、足三里，灸百会等，并可配合其他急救措施。

3. 预防　　治疗前，应向患者做好解释工作，消除紧张心理。取舒适体位，疲劳或过饥过饱时暂不埋线，治疗过程中术者应注意观察患者的变化。

二、感染

❶ 原因

多是因为针具消毒不彻底或者治疗后创口不注意保护所引起。

❷ 处理

一般给予局部热敷和控制感染即可。

❸ 预防

埋线时一定要严格执行无菌操作，针具消毒要彻底或者采用一次性埋线针具，避免交叉感染。

三、疼痛

1 > 原因

一般是由于埋线后局部遗留的针感，严重者可能是埋线时伤到周围神经引起。

2 > 处理

一般埋线后局部出现轻微的疼痛属于正常现象，无须处理，2~3天后就会消失，若一直疼痛比较严重，可能是伤到了神经，需要去医院进行专业处理。

3 > 预防

医者要熟悉人体解剖知识，避免埋线时伤到大的神经。

四、发热

1. 原因

埋线材料一般为异体蛋白，部分患者出现排异反应而发热，也有部分患者是因感染引起。

2. 处理

一般持续2~4天可自行消退，反应症状较重时，要进行对症处理。

3. 预防

治疗前应详细询问患者过敏史，治疗后叮嘱患者24小时内不要洗澡或者沾水，以免引起创口感染。

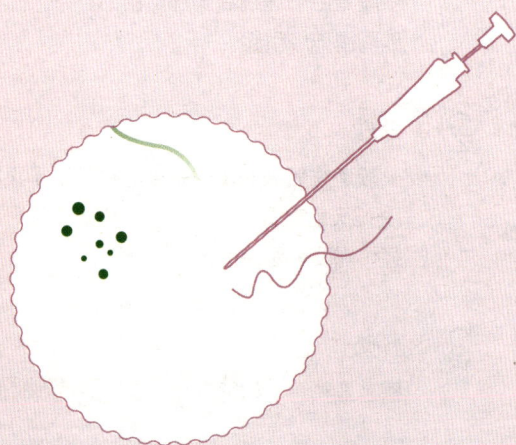

3

临床篇

第十章 10

病毒性皮肤病

蛇串疮

一、定义

蛇串疮是一种皮肤上出现成簇水疱、呈带状分布、痛如火燎的急性疱疹性皮肤病。古代文献称之为"蜘蛛疮""火带疮""腰缠火丹"等。本病相当于西医的带状疱疹。

二、病因病机

本病多因情志内伤，肝经郁热，或饮食不节，脾失健运，湿热内蕴，外溢肌肤而生；或感染毒邪，湿热火毒蕴结于肌肤而成。本病初期以湿热火毒为主，后期属正虚血瘀兼夹湿邪为患。

三、诊断要点

1 发疹前可有疲倦、低热、全身不适、食欲不振等前驱症状。

2 患处有神经痛，皮肤感觉过敏。

3 好发部位是一侧腰胁、胸背、头面、四肢等处，其他部位亦可发生。

4 皮疹为红斑上簇集性粟粒至绿豆大水疱，疱液常澄清。

5 皮疹常单侧分布，一般不超过躯体中线。

6 病程有自限性，约2～3周，愈后可留色素改变，发生坏死溃疡者可留瘢痕。

7 头面部带状疱疹可累及眼耳部，引起疱疹性角膜结膜炎或面瘫等。

四、辨证论治

1. 辨证分型和治法

1 肝经郁热证（图10-1-1）

皮损鲜红，簇集丘疹、水疱，疱壁紧张，灼热刺痛。伴口苦咽干，烦躁易怒，大便干或小便黄。舌质红，苔薄黄或黄厚，脉弦滑数。

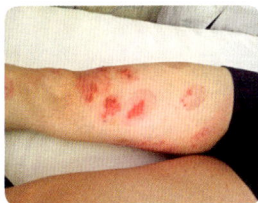

图10-1-1　肝经郁热证

治法：清热利湿，疏肝止痛。

❷ 脾虚湿蕴证（图10-1-2）

颜色较淡，疱壁松弛，疱液浑浊，皮损结痂，口不渴，食少腹胀，大便时溏，舌质淡，舌苔白或白腻，脉沉缓或滑。

治法：健脾利湿，缓急止痛。

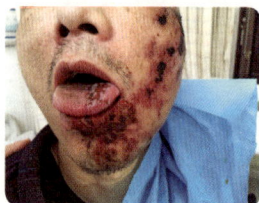

图10-1-2 脾虚湿蕴证

❸ 气滞血瘀证（图10-1-3）

皮疹消退后，局部疼痛不止，甚至放射到附近部位，痛不可忍，坐卧不安，严重者持续数月或更长。舌质暗，苔白，脉弦细。

治法：行气活血，通络止痛。

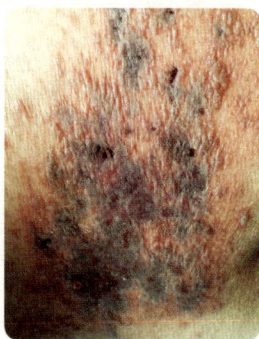

图10-1-3 气滞血瘀证

2. 穴位埋线治疗

主穴 阿是穴（病痛局部或敏感反应点）。

配穴
○肝经郁热证：至阳、阳陵泉、太冲、曲池（图10-1-4～图10-1-7）。
○脾虚湿蕴证：至阳、足三里、三阴交、脾俞（图10-1-4、图10-1-8～图10-1-10）。
○气滞血瘀证：太冲、三阴交、肝俞、膈俞（图10-1-6、图10-1-9、图10-1-11、图10-1-12）。

至阳（督脉）

【定位】在背部，当后正中线上，第七胸椎棘突下凹陷中。

【解剖】在腰背筋膜、棘上韧带及棘间韧带；有第七肋间动脉后支，棘突间静脉丛；布有第七肋间神经后支内侧支。

【功效】宽胸利膈，通络止痛。

【主治】蛇串疮，白驳风。

【操作】斜刺0.5~1寸。

图10-1-4　至阳

阳陵泉（足少阳胆经）

【定位】在小腿外侧，当腓骨小头前下方凹陷处。

【解剖】在腓骨长、短肌中；有膝下外侧动、静脉；当腓总神经分为腓浅神经及腓深神经处。

【功效】搜风，祛湿，通络。

【主治】蛇串疮，湿疮，风瘙痒，黧黑斑等。

【操作】直刺或斜向下刺1~1.5寸。

图10-1-5　阳陵泉

太冲（足厥阴肝经）

【定位】在足背侧，当第一、二跖骨间隙的后方凹陷处。

【解剖】有足背静脉网，第一跖背侧动脉；布有跖背神经。

【功效】清泻肝火，疏肝理气。

【主治】风瘙痒病，湿疮，牛皮癣，枯筋箭等。

【操作】直刺0.5~0.8寸。

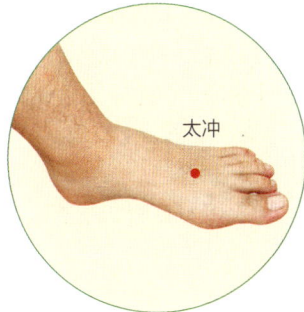

图10-1-6　太冲

曲池（手阳明大肠经之合穴）

【定位】屈肘，成直角，当肘横纹外端与肱骨外上髁连线的中点。

【解剖】桡侧腕长伸肌起始部，肱桡肌的桡侧；有桡返动脉的分支；布有前臂背侧皮神经，内侧深层为桡神经本干。

【功效】祛风散邪，清热透表。

【主治】瘾疹，湿疮，牛皮癣，粉刺，风热疮，白癜风，顽湿聚结，白疕，紫癜病，酒渣鼻，风瘙痒等。

【操作】直刺1～1.5寸。

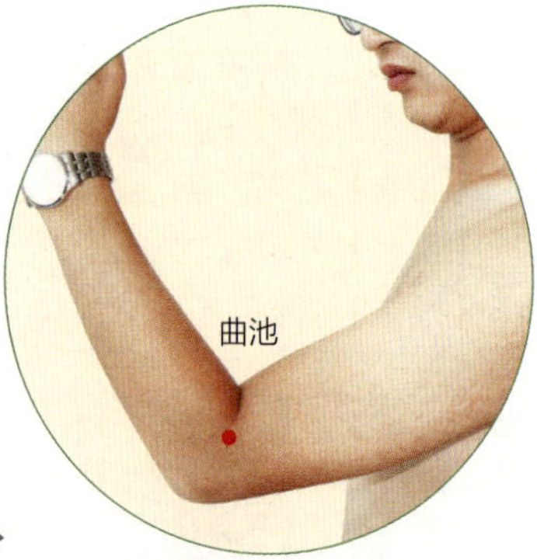

图10-1-7 曲池 ▶

足三里（足阳明胃经合穴；胃下合穴）

【定位】在小腿前外侧，当犊鼻下3寸，距胫骨前缘一横指（中指）。

【解剖】穴区浅层有腓肠外侧皮神经分布；深层有腓深神经肌支和胫前动脉分布；小腿骨间膜深面有胫神经和胫后动脉经过并分布。

【功效】和胃通肠，祛痰导滞，健脾和胃，补中益气。

【主治】瘾疹，粉刺，天疱疮病，湿疮，牛皮癣，风瘙痒，白疕病等。

【操作】直刺1～2寸。

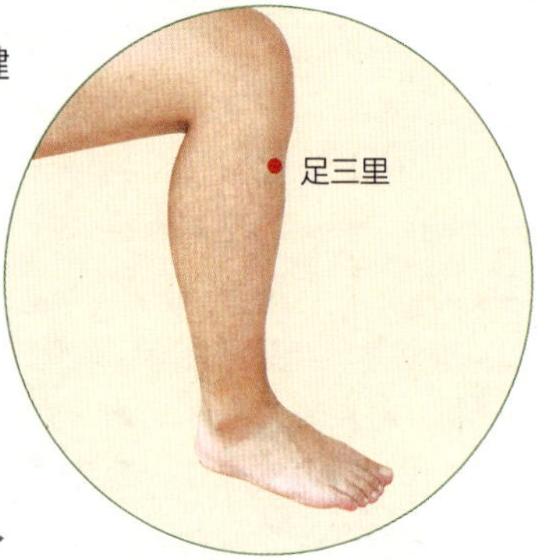

图10-1-8 足三里 ▶

三阴交（足太阴脾经）

【定位】内踝高点上3寸，胫骨内侧缘后方。

【解剖】在胫骨后缘和比目鱼肌之间，深层有屈趾长肌；有大隐静脉，胫后动、静脉；有小腿内侧皮神经，深层后方有胫神经。

【功效】活血祛瘀，疏肝健脾。

【主治】风瘙痒病，瘾疹，日晒伤，白疕病，结缔组织病，黧黑斑等。

【操作】直刺1~1.5寸。

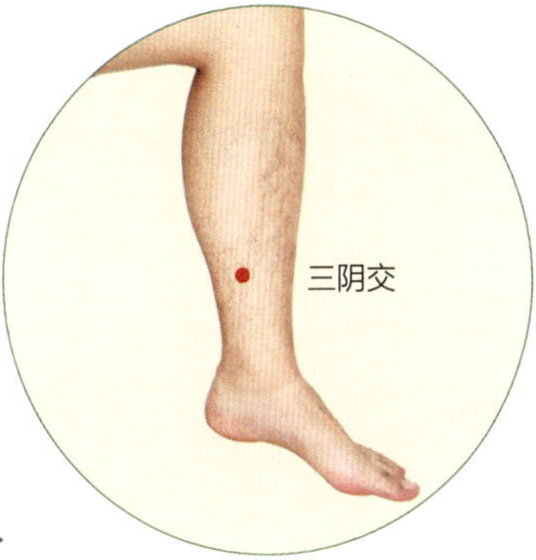

图10-1-9 三阴交 ▶

脾俞（足太阳膀胱经）

【定位】在背部，当第十一胸椎棘突下，旁开1.5寸。

【解剖】在背阔肌，最长肌和髂肋肌之间；有第十一肋间动、静脉后支；布有第十一胸神经后支的皮支，深层为第十一胸神经后支肌支。

【功效】健脾利湿，驱邪散滞。

【主治】湿疮，风瘙痒，红蝴蝶疮，瘾疹等。

【操作】斜刺0.5~0.8寸。

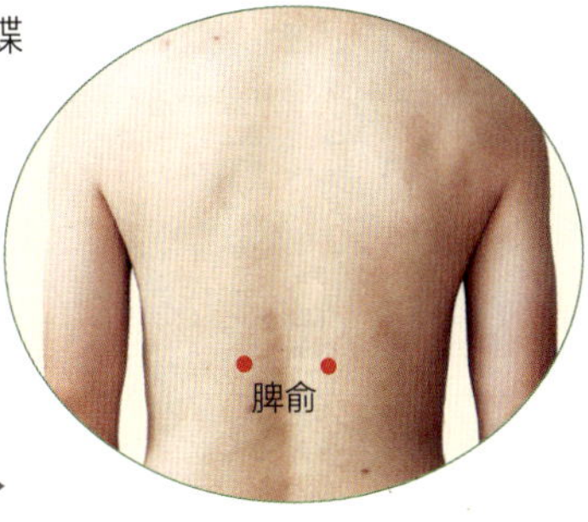

图10-1-10 脾俞 ▶

肝俞（属膀胱经，肝之背俞穴）

【定位】在背部，当第九胸椎棘突下，旁开1.5寸。

【解剖】位于背阔肌、最长肌和髂肋肌之间；有第九肋间动、静脉的分支，布有第九、十胸神经后支的皮支，深层为第九、十胸神经后支的肌支。

【功效】疏肝解郁，行气祛瘀。

【主治】风瘙痒病，黧黑斑，粉刺，瘾疹等。

【操作】斜刺0.5~0.8寸。

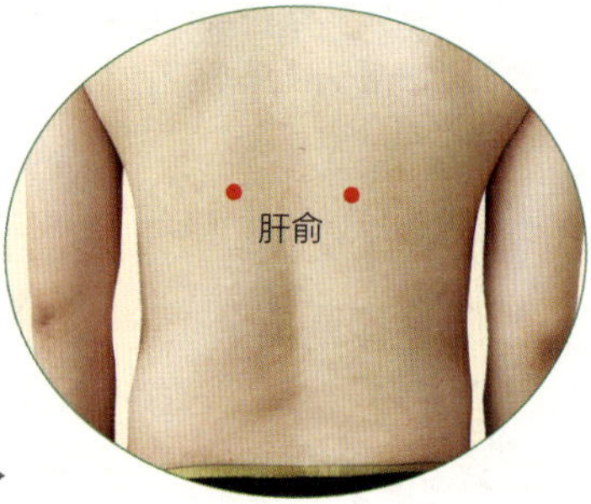

图10-1-11　肝俞 ▶

膈俞（属膀胱经；八会穴之血会）

【定位】在背部，当第七胸椎棘突下，旁开1.5寸。

【解剖】在斜方肌下缘，有背阔肌、最长肌；布有第七肋间动、静脉的分支；布有第七、八胸神经后支的内侧皮支，深层为第七、八胸神经后支的肌支。

【功效】活血祛风，宽胸理气，养血止血。

【主治】瘾疹，粉刺，湿疮，风瘙痒病，枯筋箭等。

【操作】向内斜刺0.5~0.8寸。

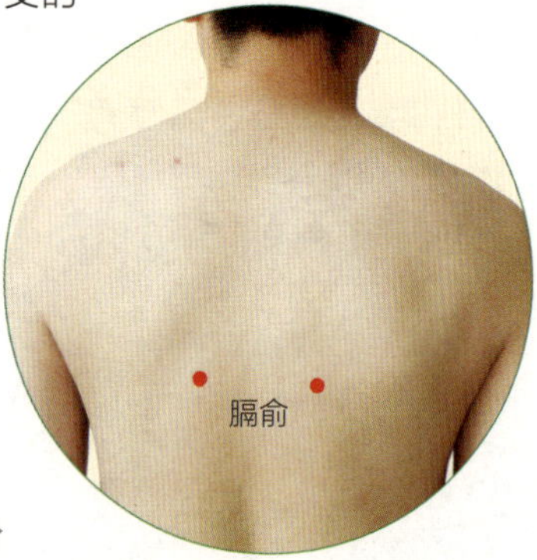

图10-1-12　膈俞 ▶

3. 操作要点

操作以技法篇操作规范为基础。充分暴露皮损部位,严格消毒,根据皮损位置和面积大小,阿是穴的选取以10cm为单位作为一个埋线点,埋线点旁开皮损1cm,埋线长短不超过0.5cm,阿是穴进针方法为平刺进针法(进针角度以15度为宜)。肝经湿热证、脾虚湿蕴证一周埋线一次,两次为一个疗程;气滞血瘀证(相当于带状疱疹后遗神经痛)两周埋线一次,两次为一个疗程。

埋线治疗蛇串疮的肝经湿热证、脾虚湿蕴证可配合中药湿敷,气滞血瘀证配合火针(以痛点为主)。

五、按语

蛇串疮,西医称之为带状疱疹,是由水痘-带状疱疹病毒引起的皮肤病。究其病因病机,邪阻经脉,壅结皮部,是发生皮损和持续疼痛的主要原因。用药物或针灸、火针的方法治疗,可以治本排邪,但使用埋线疗法能够对穴位经络起持续作用。无论是清利肝胆湿热、益气健脾、行气活血,目的都在用穴位的主治功效,调畅气机,恢复脏腑功能,以期达到疹消痛止的目的。蛇串疮局部阿是穴选用具有重要意义。值得一提的是:黑龙江中医药大学杨素清教授曾专门观察过至阳穴埋针治疗带状疱疹神经痛,获得满意临床疗效,此穴位若选用埋线疗法,也具有良好的临床疗效。至阳穴埋线"具有振奋宣发全身的阳气,疏通气血,利湿热,宽胸膈,安和五脏,补泻兼施之功"。西医学认为,至阳穴埋线使脊髓节段有关神经及内脏产生一种独特的刺激感后,加强中枢神经内痛觉调节系统与痛觉冲动相互作用,对痛觉信号加以抑制,从而产生了更好的镇痛效应,同时还有提高机体免疫力、抗病毒及消炎作用，从而使疾病得以康复。蛇串疮埋线每周一次，对于那些就医不便的患者无疑是一种良好的选择。

六、注意事项

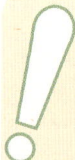

- 忌食辛辣、肥甘油腻、海鲜、酒等刺激性食物。
- 保持良好心态和充足睡眠。
- 保持疱疹局部清洁，防止继发感染。
- 本病诊治中注意病情变化，对于出现特殊型疱疹如坏疽型、泛发型疱疹或病毒性脑炎等则应综合治疗。

第十一章

11

变应性皮肤病

第一节　瘾疹

一、定义

瘾疹是因皮肤上出现鲜红色或苍白色风团，时隐时现，故名。本病以瘙痒性风团，突然发生，迅速消退，不留任何痕迹为特征。常分为急性、慢性两类。急性者，骤发速愈；慢性者，反复发作达数月或更久。古代文献称之为瘾疹。相当于西医的荨麻疹。

二、病因病机

本病总因禀赋不耐，人对某些物质过敏所致。可因气血虚弱，卫气失固；或因饮食不慎，多食鱼腥海味、辛辣刺激食物，或因药物、生物制品、慢性感染病灶、昆虫叮咬、肠道寄生虫，或因七情内伤、外受虚邪贼风侵袭等多种因素所诱发。

三、诊断要点

① 突然出现风团，大小不等，形态各异，境界清楚。

② 发无定处、定时，时隐时现，消退后不留痕迹。

③ 剧烈瘙痒，或有烧伤、刺痛感。

④ 部分病例可有腹痛腹泻，或气促胸闷，呼吸困难，甚则引起窒息。

⑤ 皮肤划痕试验阳性。

四、辨证论治

1. 辨证分型和治法

① 风寒证（图11-1-1）

风团色白，遇冷或风吹则加重，得暖则减；伴恶寒怕冷，冬季多发，口不渴；舌质淡红，苔薄白，脉浮紧。

治法：疏风散寒，辛温解表，调和营卫。

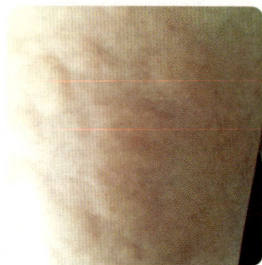

图11-1-1 风寒证

② 风热证（图11-1-2）

风团色红，灼热剧痒，遇热加重，得冷则减；可伴有发热，咽喉肿痛；舌质红，苔薄白或薄黄，脉浮数。

治法：清热疏风，辛凉透表。

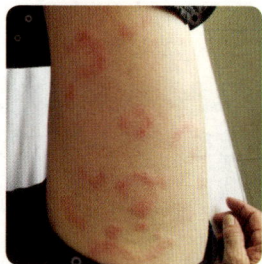

图11-1-2 风热证

❸ 胃肠实热证（图11-1-3）

风团色泽绛红或紫红，风团出现。与饮食不节有关，多伴脘腹疼痛，腹痛腹泻或呕吐胸闷，舌淡红苔厚腻，脉濡。

治法：疏风解表，通腑泄热，除湿止痒。

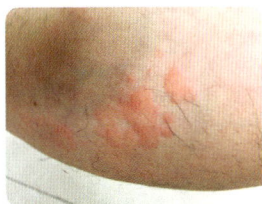

图11-1-3　胃肠实热证

❹ 气血两虚证（图11-1-4）

风团色泽淡红，或者与肤色相同，反复发作，迁延数月乃至数年不愈，或劳累后加重；伴有头晕心慌，神疲乏力，唇色白，失眠。舌质淡，苔薄白，脉细。

治法：养血益气，调补气血，疏风止痒。

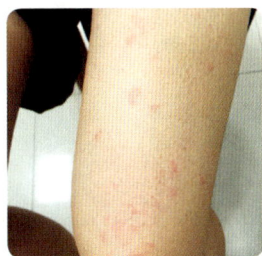

图11-1-4　气血两虚证

2. 穴位埋线治疗

主穴　曲池、血海、膈俞、风门（图11-1-5～图11-1-8）。

曲池（手阳明大肠经之合穴）

【定位】屈肘，成直角，当肘横纹外端与肱骨外上髁连线的中点。

【解剖】桡侧腕长伸肌起始部，肱桡肌的桡侧；有桡返动脉的分支；布有前臂背侧皮神经，内侧深层为桡神经本干。

【功效】祛风散邪，清热透表。

【主治】瘾疹，湿疮，牛皮癣，粉刺，风热疮，白癜风，顽湿聚结，白疕，紫癜病，酒渣鼻，风瘙痒等。

【操作】直刺1～1.5寸。

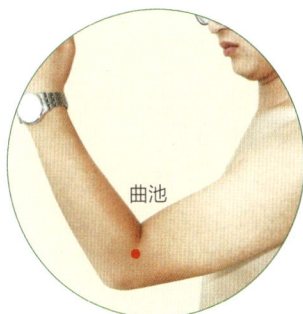

曲池

图11-1-5　曲池

血海（足太阴脾经）

【定位】髌骨内侧上缘2寸。

【解剖】在股骨内上髁上缘，股内侧肌中间；有股动、静脉肌支；布有股前皮神经及股神经肌支。

【功效】养血祛风。

【主治】瘾疹，湿疹，丹毒，皮肤瘙痒，神经性皮炎。

【操作】直刺1~1.5寸。

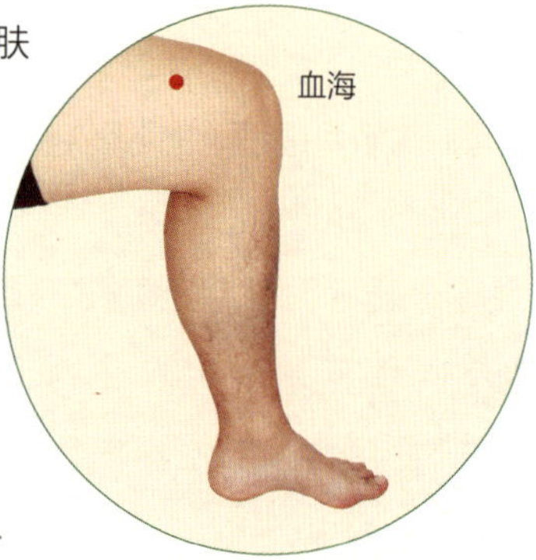

图11-1-6　血海 ▶

膈俞（属膀胱经；八会穴之血会）

【定位】在背部，当第七胸椎棘突下，旁开1.5寸。

【解剖】在斜方肌下缘，有背阔肌、最长肌；布有第七肋间动、静脉的分支；布有第七、八胸神经后支的内侧皮支，深层为第七、八胸神经后支的肌支。

【功效】活血祛风，宽胸理气，养血止血。

【主治】瘾疹，粉刺，湿疮，风瘙痒病，枯筋箭等。

【操作】向内斜刺0.5~0.8寸。

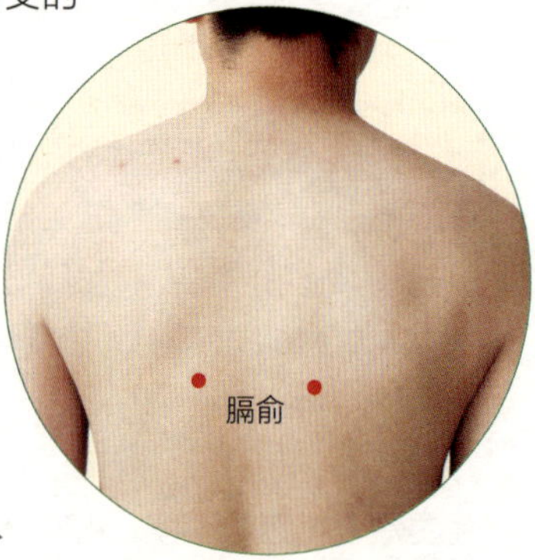

图11-1-7　膈俞 ▶

风门（足太阳膀胱经）

【定位】在背部，当第二胸椎棘突下，旁开1.5寸。

【解剖】有斜方肌，菱形肌，上后锯肌，深层为最肌；有第二肋间动、静脉后支；布有二、三胸神经后支的皮支，深层为第三胸神经后支外侧支。

【功效】疏风清热，宣肺散邪，温阳固卫。

【主治】瘾疹，疔肿病，疥疮，风瘙痒，皮痹，油风，面游风等。

【操作】斜刺0.5~0.8寸。

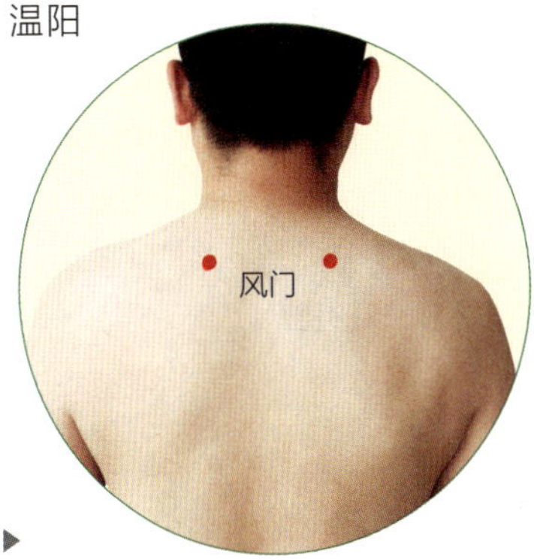

图11-1-8　风门 ▶

○风寒证：合谷、复溜（图11-1-9，图11-1-10）。
○风热证：大椎、大肠俞（图11-1-11，图11-1-12）。
配穴
○胃肠湿热证：脾俞、足三里、中脘（图11-1-13~图11-1-15）。
○气血两虚证：气海、关元、三阴交（图11-1-16~图11-1-18）。

合谷（手阳明大肠经）

【定位】手背，第一、二掌骨之间，约平第二掌骨中点处。

【解剖】在第一、二掌骨之间，第一骨间背侧肌中，深层有拇收肌横头；有手背静脉网，为头静脉的起部，腧穴近侧正当桡动脉从手背穿向手掌之处；布有桡神经浅支的掌背侧神经，深部有正中神经的指掌侧固有神经。

【功效】疏风解表，祛风散邪。

【主治】酒渣鼻，扁瘊，疥疮，瘾疹，疖肿，日晒疮，风瘙痒，白疕等。

【操作】直刺0.5～1寸。

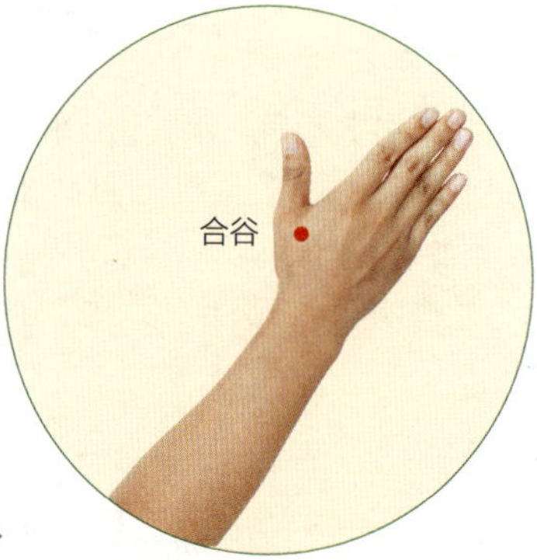

图11-1-9　合谷 ▶

复溜（足少阴肾经）

【定位】在小腿内侧，太溪直上2寸，跟腱的前方。

【解剖】在胫骨后方，比目鱼肌下端移行于跟腱处之内侧；深层前方有胫后动、静脉；布有腓肠内侧皮神经，小腿内侧皮神经，深层为胫神经。

【功效】驱邪散滞，滋阴补肾。

【主治】瘾疹，湿疮，风瘙痒病，黧黑斑等。

【操作】直刺0.6～1寸。

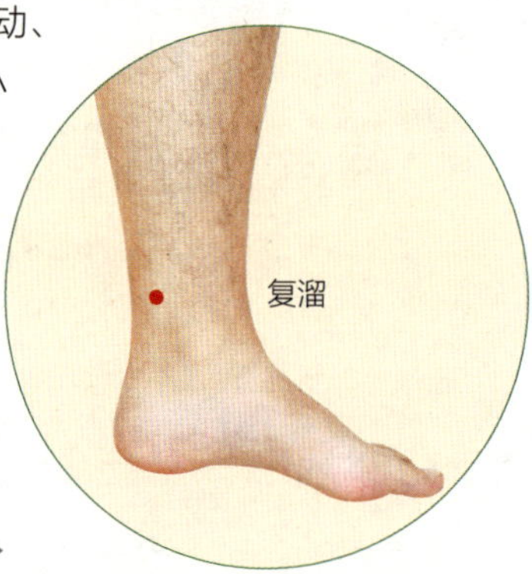

图11-1-10　复溜 ▶

大椎（属督脉，手足三阳与督脉之会）

【定位】后正中线上，第七颈椎棘突下凹陷中。

【解剖】有腰背筋膜，棘上韧带及棘间韧带；有第一肋间后动、静脉背侧支及棘突间静脉丛；布有第八颈神经后支。

【功效】驱邪解表，益气固表。

【主治】白疕病，粉刺，瘾疹，皮痹，黧黑斑，湿疮等。

【操作】向上斜刺0.5～1寸。

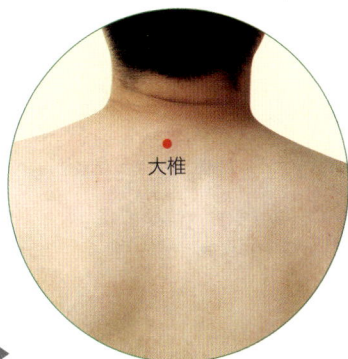

图11-1-11　大椎 ▶

大肠俞（足太阳膀胱经）

【定位】在腰部，当第四腰椎棘突下，旁开1.5寸。

【解剖】在腰背筋膜，最长肌和髂肋肌之间；有第四腰动、静脉后支；布有第三腰神经皮支，深层为腰丛。

【功效】通肠导滞。

【主治】瘾疹（腹型），湿疮，粉刺，唇风，狐惑，面游风等。

【操作】直刺0.8～1.2寸。

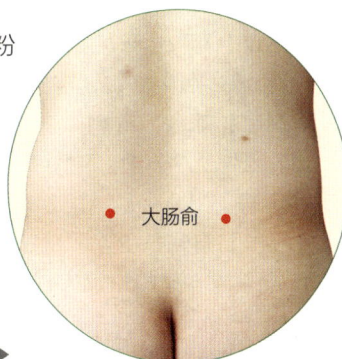

图11-1-12　大肠俞 ▶

脾俞（足太阳膀胱经）

【定位】在背部，当第十一胸椎棘突下，旁开1.5寸。

【解剖】在背阔肌，最长肌和髂肋肌之间；有第十一肋间动、静脉后支；布有第十一胸神经后支的皮支，深层为第十一胸神经后支肌支。

【功效】健脾利湿，驱邪散滞。

【主治】湿疮，风瘙痒，红蝴蝶疮，瘾疹等。

【操作】斜刺0.5～0.8寸。

图11-1-13　脾俞 ▶

足三里（足阳明胃经合穴；胃下合穴）

【定位】在小腿前外侧，当犊鼻下3寸，距胫骨前缘一横指（中指）。

【解剖】穴区浅层有腓肠外侧皮神经分布；深层有腓深神经肌支和胫前动脉分布；小腿骨间膜深面有胫神经和胫后动脉经过并分布。

【功效】和胃通肠，祛痰导滞，健脾和胃，补中益气。

【主治】瘾疹，粉刺，天疱疮病，湿疮，牛皮癣，风瘙痒，白疕病等。

【操作】直刺1～2寸。

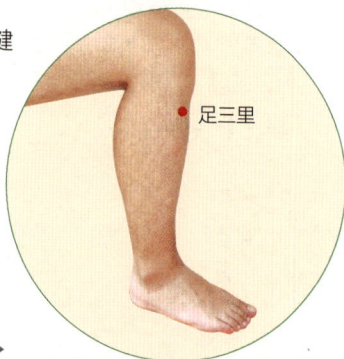

图11-1-14　足三里 ▶

中脘（任脉，胃经募穴，八会穴之腑会）

【定位】上腹部，前正中线上，脐中上4寸。

【解剖】在腹白线上，深部为胃幽门部；浅层主要布有第八胸神经前支的前皮支、腹壁浅静脉属支，深层有第八胸神经前支的分支。

【功效】和胃导滞，健脾化湿，祛痰消积。

【主治】瘾疹，湿疮，红蝴蝶疮，狐惑，风瘙痒等。

【操作】直刺1～1.5寸。

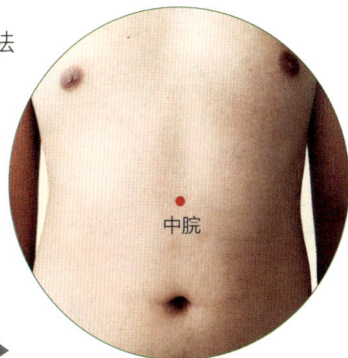

图11-1-15　中脘 ▶

气海（任脉，肓之原穴）

【定位】下腹部，前正中线上，脐中下1.5寸。

【解剖】在腹白线上，深部为小肠；浅层主要有第十一胸神经前支的前皮支和腹壁浅静脉的属支，深层主要有第十一胸神经前支的分支。

【功效】益气扶正，行气活血。

【主治】瘾疹，风瘙痒病，红蝴蝶疮等。

【操作】直刺1～1.5寸；可灸。孕妇慎用。

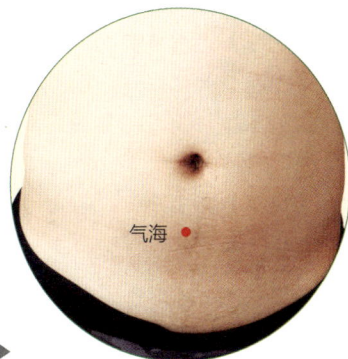

图11-1-16　气海 ▶

关元（任脉，小肠募穴）

【定位】在下腹部，前正中线上，当脐中下3寸。

【解剖】布有第十二肋间神经的前皮支的内侧支，腹壁浅动、静脉分支和腹壁下动、静脉分支。

【功效】补肾固本，调气回阳，消积散滞。

【主治】湿疮，瘾疹，紫癜病，天疱疮病，红蝴蝶疮，风瘙痒病等。

【操作】直刺1～1.5寸。

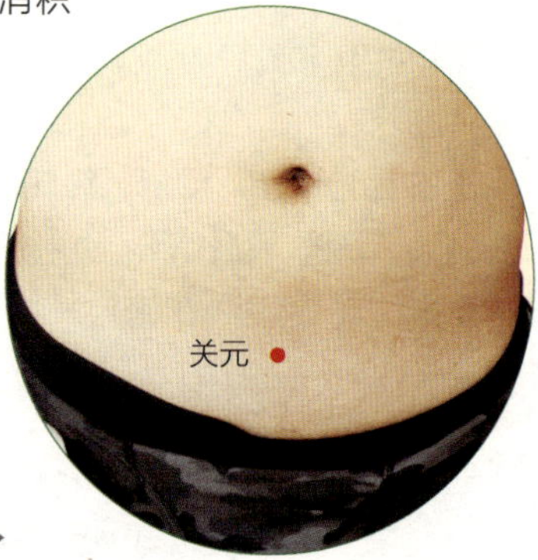

图11-1-17　关元 ▶

三阴交（足太阴脾经）

【定位】内踝高点上3寸，胫骨内侧缘后方。

【解剖】在胫骨后缘和比目鱼肌之间，深层有屈趾长肌；有大隐静脉，胫后动、静脉；有小腿内侧皮神经，深层后方有胫神经。

【功效】活血祛瘀，疏肝健脾。

【主治】风瘙痒病，瘾疹，日晒伤，白疕病，结缔组织病，黧黑斑等。

【操作】直刺1～1.5寸。

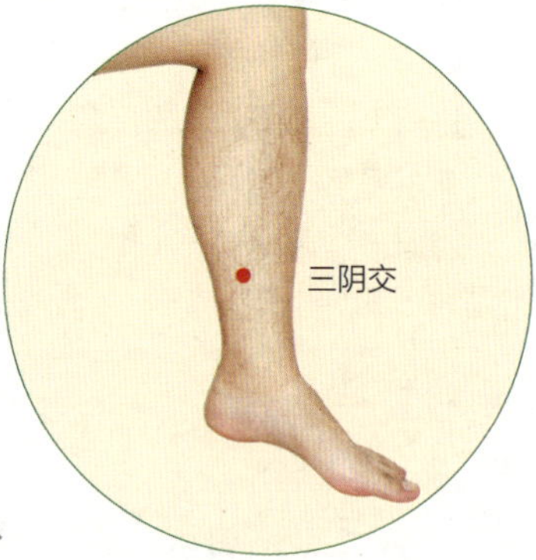

图11-1-18　三阴交 ▶

3. 操作要点

操作以技法篇操作规范为基础，风寒证、风热证、胃肠实热证宜每周一次，三次为一个疗程，气血两虚证两周一次，三次为一个疗程；风门穴距肺尖较近，宜斜刺进针。

埋线治疗瘾疹可根据分型酌情配合中药内服、脐疗拔罐。

五、按语

瘾疹，西医称为"荨麻疹"，是皮肤科常见病、多发病之一。本病病因复杂，西医学认为，与机体对某些物质过敏、产生变态反应有关。《金匮要略》水气病篇中指出："风气相搏，风强则为瘾疹，身体发痒。"这充分说明了风邪是瘾疹的主要病因，风邪外袭有寒、热之分；内风瘙痒也有湿蕴、血亏之别。风盛则痒乃是瘾疹的关键所在，瘾疹一证虽然成因不同，然治则中祛风止痒则为根本大法，药物内服、针刺拔罐都能祛风于外。慢性瘾疹以病程长，易反复为特点，埋线疗法作用时间长，疗效持续，痛苦小，患者依从性好，费用相对低廉，具有显著的特色优势。选曲池、血海、膈俞、风门等具有祛风、活血、止痒功效的穴位为基本用穴，选穴配方的立意在于"治风先治血，血行风自灭"，并根据证型不同选合谷、复溜以疏风散寒《穴药汇通-穴位中药释用新法》中这样描述："合谷穴配复溜穴，有发汗的功效，因合谷属阳，清轻走表，能发表托邪，随汗出而解，佐以复溜，疏外之阳，而成其开皮毛的作用。"大椎为诸阳之会，能泻热除风，肺与大肠相表里，取大肠俞泻肺热于下，配主穴疏散风热；足三里、三阴交、气海、脾俞、中脘、关元以健脾祛湿、益气养血、扶正止痒，埋线疗法作用持久，对瘙痒剧烈、病程日久的瘾疹较其他疗法更具优势。

六、注意事项

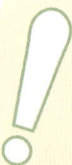

- 埋线治疗瘾疹（荨麻疹）以慢性荨麻疹为主。
- 埋线后会出现酸、麻、胀、痛、重、困等症状属正常反应，嘱患者消除心理障碍。
- 埋线治疗后24小时内勿湿水、防感染。
- 瘾疹的发病原因与外邪、饮食有关，因此饮食要有规律，忌食辛辣、鱼腥之品，适寒温，调冷暖，避免冷热刺激，加强养生锻炼，抵制外邪侵袭。

第二节 湿疮

一、定义

湿疮是一种常见的由于禀赋不耐，因内外因素作用而引起的过敏性炎症性皮肤病。其临床特点为皮损形态多样，对称分布，剧烈瘙痒，有渗出倾向，反复发作，易成慢性等。根据湿疮的不同发病部位及皮损特点，古代文献中又称之为"浸淫疮""血风疮""粟疮""旋耳疮""疯疮""肾囊风""绣球风""脐疮""四弯风""乳头风"等。本病相当于西医的湿疹。

二、病因病机

　　湿疮病因复杂，可由多种内、外因素引起。常因禀赋不耐，饮食失节，或过食辛辣刺激荤腥动风之物，脾胃受损，失其健运，湿热内生，又兼外受风邪，内外两邪相搏，风湿热邪浸淫肌肤所致。其发生与心、肺、肝、脾四经关系密切。

三、诊断要点

（一）急性湿疹

1 急性发病。

2 常对称分布。好发于面、耳、手、足、前臂、小腿等外露部位，严重时可延及全身。

3 皮损多形性，可在红斑基础上出现丘疹、丘疱疹及小水疱，集簇成片状，边缘不清。常因搔抓常引起糜烂、渗出。如染毒，可有脓疱、脓液及脓痂，臀核肿大。

4 自觉剧痒及灼热感。

（二）亚急性湿疹

1	**2**	**3**
急性湿疮经治疗，红肿及渗出减轻，进入亚急性阶段，或由慢性湿疮加重所致。	皮损以小丘疹、鳞屑和结痂为主，仅有少数丘疱疹和糜烂或有轻度浸润。	自觉瘙痒。

（三）慢性湿疹

1 可由急性湿疹反复发作而致或开始即呈慢性。

2 好发于面部、耳后、肘、腘窝、小腿、外阴和肛门等部位，伴剧痒。

3 皮损较局限，肥厚浸润显著，境界清楚，多有色素沉着。

4 病程慢性，常有急性发作。

四、辨证论治

1. 辨证分型和治法

1 湿热侵淫证（图11-2-1）

发病急，皮损潮红灼热，瘙痒无休，渗液流汁；半身热，心烦，口渴，大便干，尿短赤。舌红，苔薄白或黄，脉滑或数。

治法：清热利湿。

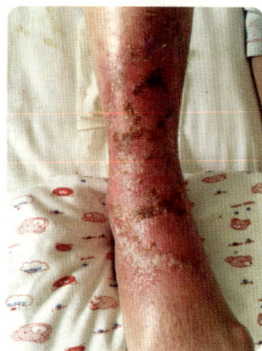

图11-2-1　湿热侵淫证

2 脾虚湿蕴证（图11-2-2）

发病较慢，皮损潮红，瘙痒，抓后糜烂渗出，可见鳞屑；伴有纳少，神疲，腹胀便溏。舌淡胖，苔白或腻，脉弦缓。

治法：健脾除湿。

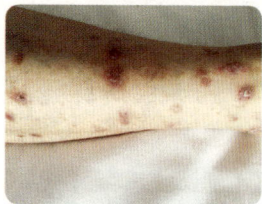

图11-2-2　脾虚湿蕴证

❸ 血虚风燥证（图11-2-3）

病程迁延日久，反复发作，皮损色暗或色素沉着，剧痒，或皮损粗糙肥厚；伴口干不欲饮，舌淡，苔白，脉濡细。

治法：养血润燥，祛风止痒。

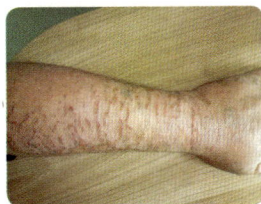

图11-2-3　血虚风燥证

2. 穴位埋线治疗

主穴　曲池、血海、足三里（图11-2-4～图11-2-6）。

曲池（手阳明大肠经之合穴）

【定位】屈肘，成直角，当肘横纹外端与肱骨外上髁连线的中点。

【解剖】桡侧腕长伸肌起始部，肱桡肌的桡侧；有桡返动脉的分支；布有前臂背侧皮神经，内侧深层为桡神经本干。

【功效】祛风散邪，清热透表。

【主治】瘾疹，湿疮，牛皮癣，粉刺，风热疮，白癜风，顽湿聚结，白疕，紫癜病，酒渣鼻，风瘙痒等。

【操作】直刺1～1.5寸。

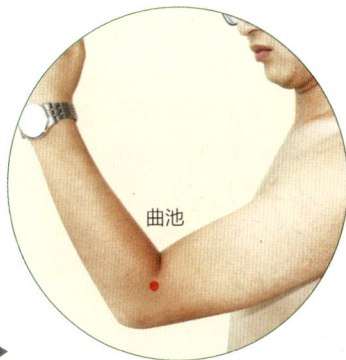

图11-2-4　曲池　▶

血海（足太阴脾经）

【定位】髌骨内侧上缘2寸。

【解剖】在股骨内上髁上缘，股内侧肌中间；有股动、静脉肌支；布有股前皮神经及股神经肌支。

【功效】养血祛风。

【主治】瘾疹、湿疹、丹毒、皮肤瘙痒、神经性皮炎。

【操作】直刺1~1.5寸。

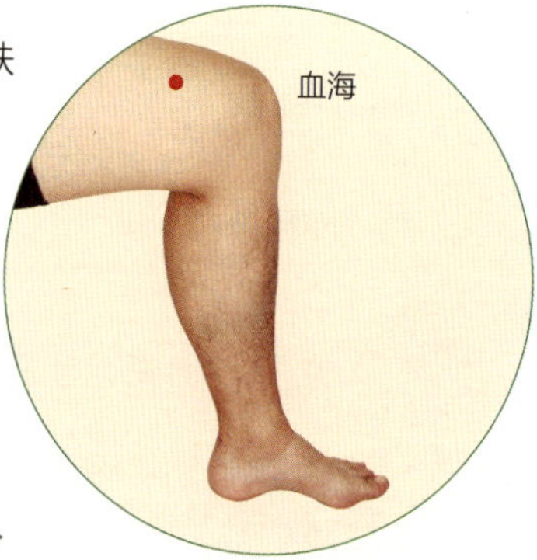

图11-2-5　血海 ▶

足三里（足阳明胃经合穴；胃下合穴）

【定位】在小腿前外侧，当犊鼻下3寸，距胫骨前缘一横指（中指）。

【解剖】穴区浅层有腓肠外侧皮神经分布；深层有腓深神经肌支和胫前动脉分布；小腿骨间膜深面有胫神经和胫后动脉经过并分布。

【功效】和胃通肠，祛痰导滞，健脾和胃，补中益气。

【主治】瘾疹，粉刺，天疱疮病，湿疮，牛皮癣，风瘙痒，白疕病等。

【操作】直刺1~2寸。

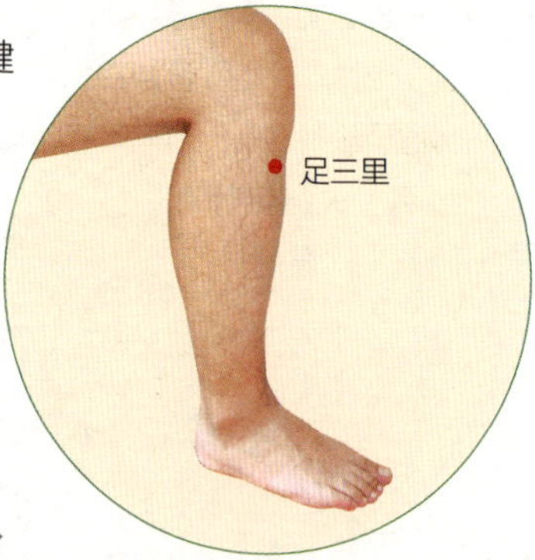

图11-2-6　足三里 ▶

配穴

○湿热侵淫证：大椎、肺俞、大肠俞（图11-2-7~图11-2-9）。

○脾虚湿蕴证：脾俞、阴陵泉、三阴交（图11-2-10~图11-2-12）。

○血虚风燥证：膈俞、风市、心俞（图11-2-13~图11-2-15）。

大椎（属督脉，手足三阳与督脉之会）

【定位】后正中线上，第七颈椎棘突下凹陷中。

【解剖】有腰背筋膜，棘上韧带及棘间韧带；有第一肋间后动、静脉背侧支及棘突间静脉丛；布有第八颈神经后支。

【功效】驱邪解表，益气固表。

【主治】白疕病，粉刺，瘾疹，皮痹，黧黑斑，湿疮等。

【操作】向上斜刺0.5~1寸。

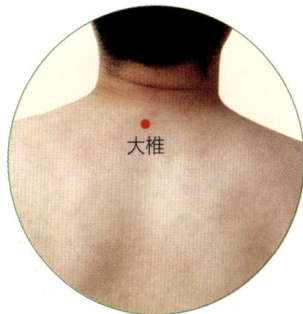

图11-2-7 大椎

肺俞（属膀胱经；肺之背俞穴）

【定位】在当第三胸椎棘突下，旁开1.5寸。

【解剖】有斜方肌、菱形肌，深层为最长肌；有第三肋间动、静脉后支；布有第三或第四胸神经后支的皮支，深层为第三胸神经后支外侧支。

【功效】宣肺解表，祛风散邪，益气固表。

【主治】粉刺，雀斑，黧黑斑，瘾疹，风瘙痒等。

【操作】斜刺0.5~0.8寸。

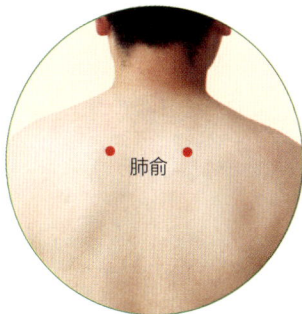

图11-2-8 肺俞

大肠俞（足太阳膀胱经）

【定位】在腰部，当第四腰椎棘突下，旁开1.5寸。

【解剖】在腰背筋膜，最长肌和髂肋肌之间；有第四腰动、静脉后支；布有第三腰神经皮支，深层为腰丛。

【功效】通肠导滞。

【主治】瘾疹（腹型），湿疮，粉刺，唇风，狐惑，面游风等。

【操作】直刺0.8～1.2寸。

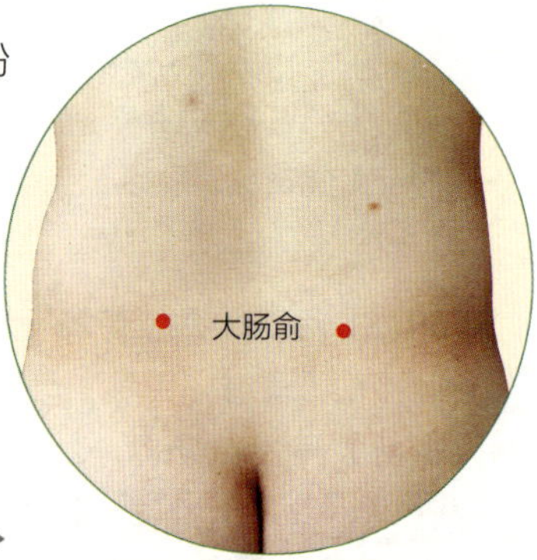

图11-2-9　大肠俞 ▶

脾俞（足太阳膀胱经）

【定位】在背部，当第十一胸椎棘突下，旁开1.5寸。

【解剖】在背阔肌，最长肌和髂肋肌之间；有第十一肋间动、静脉后支；布有第十一胸神经后支的皮支，深层为第十一胸神经后支肌支。

【功效】健脾利湿，驱邪散滞。

【主治】湿疮，风瘙痒，红蝴蝶疮，瘾疹等。

【操作】斜刺0.5～0.8寸。

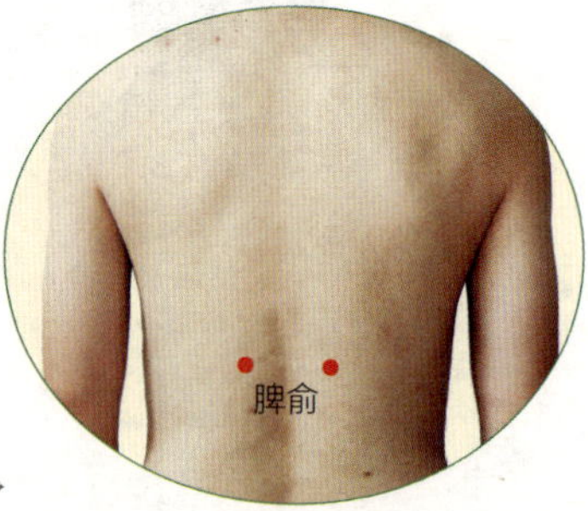

图11-2-10　脾俞 ▶

阴陵泉（足太阴脾经合穴）

【定位】小腿内侧，当胫骨内侧髁后下方凹陷处。

【解剖】在胫骨后缘与腓肠肌之间，比目鱼肌起点上；前方有大隐静脉、膝最上动脉，最深层有胫后动、静脉；

布有小腿内侧皮神经本干，最深层有胫神经。

【功效】清热利湿。

【主治】湿疮，瘾疹，牛皮癣，疥疮，结缔组织病等。

【操作】直刺1~2寸。

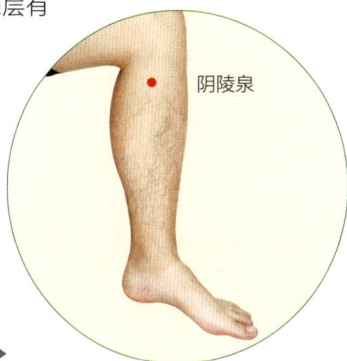

图11-2-11 阴陵泉 ▶

三阴交（足太阴脾经）

【定位】内踝高点上3寸，胫骨内侧缘后方。

【解剖】在胫骨后缘和比目鱼肌之间，深层有屈趾长肌；有大隐静脉，胫后动、静脉；有小腿内侧皮神经，深层后方有胫神经。

【功效】活血祛瘀，疏肝健脾。

【主治】风瘙痒病，瘾疹，日晒伤，白疕病，结缔组织病，黧黑斑等。

【操作】直刺 1~1.5寸。

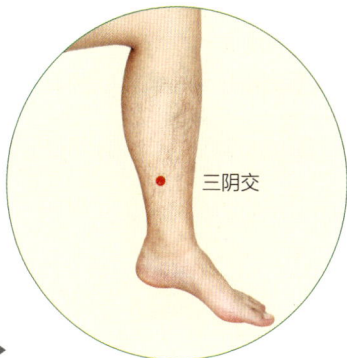

图11-2-12 三阴交 ▶

膈俞（属膀胱经；八会穴之血会）

【定位】在背部，当第七胸椎棘突下，旁开1.5寸。

【解剖】在斜方肌下缘，有背阔肌、最长肌；布有第七肋间动、静脉的分支；布有第七、八胸神经后支的内侧皮支，深层为第七、八胸神经后支的肌支。

【功效】活血祛风，宽胸理气，养血止血。

【主治】瘾疹，粉刺，湿疮，风瘙痒病，枯筋箭等。

【操作】向内斜刺0.5～0.8寸。

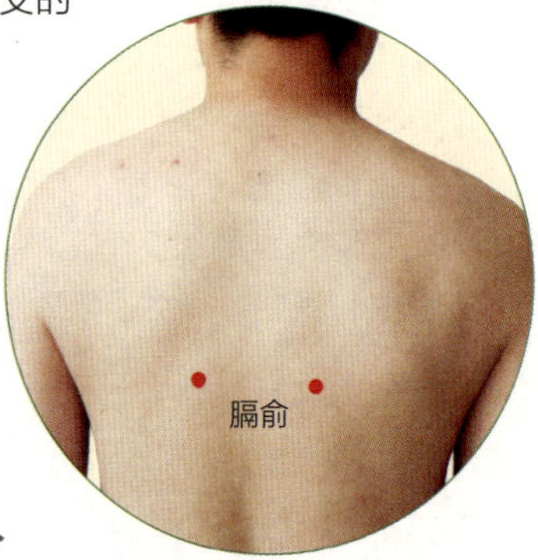

图11-2-13　膈俞 ▶

风市（足少阳胆经）

【定位】在大腿外侧部的中线上，当腘横纹水平线上7寸。或直立垂手时，中指尖处。

【解剖】在阔筋膜下，股外侧肌中；有旋股外侧动、静脉肌支；布有股外侧皮神经，股神经肌支。

【功效】祛风散寒，强壮筋脉。

【主治】遍身瘙痒，瘾疹，瓜藤缠，紫癜病等。

【操作】直刺1～2寸。

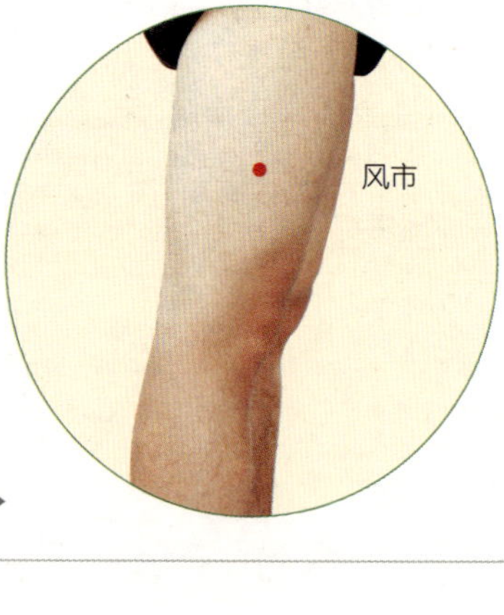

图11-2-14　风市 ▶

心俞（足太阳膀胱经；心之背俞穴）

【定位】在背部，当第五胸椎棘突下，旁开1.5寸。

【解剖】有斜方肌、菱形肌，深层为最长肌；有第五肋间动、静脉后支；布有第五、第六胸神经后支的皮支，深层为第五、第六胸神经后支外侧支。

【功效】活血散瘀，养血凝神。

【主治】粉刺，紫癜病，日晒伤，风瘙痒病，瘾疹，结缔组织病等。

【操作】斜刺0.5～0.8寸。

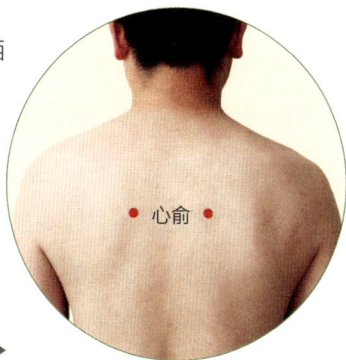

图11-2-15　心俞 ▶

3. 操作要点

按埋线技法常规要点执行，若所选穴位处有渗出、糜烂、结痂时，应另选穴位；所选穴位虽有皮损，如呈干性、苔藓样变时，进针时速度要快，力度要比无皮损的穴位增大，埋线针穿透皮肤后，操作者要迅速控制进针深度，以免过深损伤血管神经、脏器。湿热侵淫证每周一次，脾虚湿蕴证、血虚风燥证每两周一次，三次为一个疗程。

可根据辨证分型采用中药内服、湿敷、外用散剂、膏剂配合治疗。

五、按语

湿疮是临床常见的皮肤病之一，是一种多形性皮损，瘙痒剧烈，反复发作的慢性皮肤病。中医认为本病的发生主要责之于风、湿、热等。外因为外风内袭，腠理不固；内因为伤阴耗血，血虚生风，风盛则燥，复感风邪，则皮疹瘙痒无度。本病治疗当健脾利湿，养血润燥，祛风止痒。埋线疗法选曲池、血海、足三里清热养血、祛风止痒为主穴；配大椎、肺俞、大肠俞清热宣肺利湿；配脾俞、阴陵泉、三阴交健脾利湿；配膈俞、风市、心俞养血安神祛风，诸穴配合使用，共奏清热祛风、健脾利湿、养血润燥、安神止痒之功。湿疮一证湿邪为主，或清热，或健脾，或养血，祛湿为根本目的。曲池名意指本穴的气血物质为地部之上的湿浊之气。本穴物质为手三里穴降地之雨气化而来，位处地之上部，性湿浊滞重，有如雾露，为隐秘之水，故名曲池，因而曲池是治湿疮的要穴。

四川省名中医曹桂熙、黄蜀等采用中药内服加埋线与口服氯雷他定片10mg，日1次，外用地奈德乳膏为对照，埋线组取得显著疗效。

六、注意事项

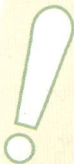

- 饮食清淡，忌食辛辣荤腥之品。
- 生活规律，避免精神紧张。
- 勿湿水，防感染。
- 如辨证取穴后，所选穴位处有皮损时，另选穴位。

12 第十二章

红斑鳞屑性皮肤病

第一节　白疕病

一、定义

白疕是一种以红斑、丘疹、鳞屑为主要表现的慢性复发性炎症性皮肤病。其临床特点是在红斑基础上覆以多层银白色鳞屑，刮去鳞屑有薄膜及点状出血点。古代文献记载有"松皮癣""干癣""蛇虱""白壳疮"等病名。本病相当于西医的银屑病。

二、病因病机

本病总因营血亏损，血热内蕴，化燥生风，肌肤失于濡养所致。初期多为风寒或风热之邪侵袭肌肤，以致营卫失和，气血不畅，阻于肌表；或兼湿热蕴积，外不能宣泄，内不能利导，阻于肌表而发。病久多为气血耗伤，血虚风燥，肌肤失养；或因营血不足，气血循行受阻，以致瘀阻肌表而成；或禀赋不足，肝肾亏虚，冲任失调，营血亏损，而致本病。

三、诊断要点

1 红斑或丘疹上覆有厚层银白色鳞屑，抓之脱落，露出薄膜，刮之有出血点，即可诊断为寻常型银屑病。

2 有寻常型银屑病的皮疹，兼有密集米粒大小的脓疱，脓液培养无细菌生长，或伴有发热等全身症状，即为脓疱型银屑病。

3 有银屑病史或有其皮疹，伴有关节炎症状，远端小关节症状明显，但类风湿因子阴性者，可诊断为关节病型银屑病。

4 全身皮肤弥漫性潮红、浸润肿胀，伴有大量脱屑，可见片状正常皮肤（皮岛），表浅淋巴结肿大，血白细胞计数增高，全身症状明显者，可诊断为红皮病型银屑病。

四、辨证论治

1. 辨证分型和治法

1 血热证（图12-1-1）

皮损鲜红，新出皮疹不断增多或迅速扩大，瘙痒较重；可伴有心烦易怒，咽部充血，口干，小便黄，大便干。舌质红或绛，脉弦滑或数。

治法：凉血解毒。

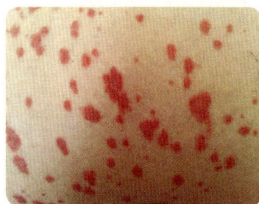

图12-1-1 血热证

❷ **血燥证**（图12-1-2）

皮损淡红，鳞屑干燥，瘙痒明显；伴有口干咽燥。舌质淡，舌苔少或红而少津，脉细或细数。

治法：养血解毒。

图12-1-2　血燥证

❸ **血瘀证**（图12-1-3）

皮损暗红、肥厚浸润，经久不退。女性可见月经色暗或有瘀块。舌质紫暗或有瘀点、瘀斑，脉涩或细缓。

治法：活血化瘀。

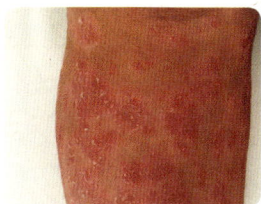

图12-1-3　血瘀证

2. 穴位埋线治疗

主穴　大杼、肺俞、心俞、膈俞、肾俞（图12-1-4～图12-1-8）。

大杼（足太阳膀胱经）

【定位】在背部，当第一胸椎棘突下，旁开1.5寸。

【解剖】有斜方肌，菱形肌，上后锯肌，最深层为最长肌；有第一肋间动、静脉后支布有第一胸神经后支的皮支，深层为第一胸神经后支外侧支。

【功效】疏风散邪，疏卫宣肺。

【主治】白疕病，瘾疹，疖肿，风瘙痒病，粉刺，面游风等。

【操作】斜刺0.5～0.8寸。

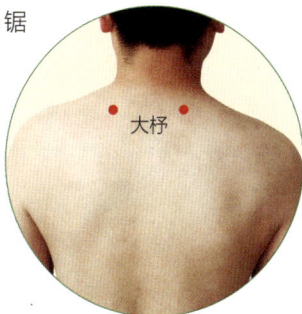

图12-1-4　大杼

肺俞（属膀胱经；肺之背俞穴）

【定位】 在当第三胸椎棘突下，旁开1.5寸。

【解剖】 有斜方肌、菱形肌，深层为最长肌；有第三肋间动、静脉后支；布有第三或第四胸神经后支的皮支，深层为第三胸神经后支外侧支。

【功效】 宣肺解表，祛风散邪，益气固表。

【主治】 粉刺，雀斑，黧黑斑，瘾疹，风瘙痒等。

【操作】 斜刺0.5～0.8寸。

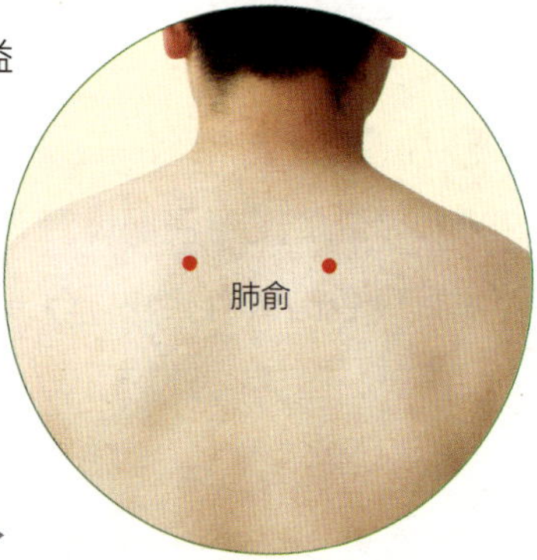

图12-1-5 肺俞 ▶

心俞（足太阳膀胱经；心之背俞穴）

【定位】 在背部，当第五胸椎棘突下，旁开1.5寸。

【解剖】 有斜方肌、菱形肌，深层为最长肌；有第五肋间动、静脉后支；布有第五、第六胸神经后支的皮支，深层为第五、第六胸神经后支外侧支。

【功效】 活血散瘀，养血凝神。

【主治】 粉刺，紫癜病，日晒伤，风瘙痒病，瘾疹，结缔组织病等。

【操作】 斜刺0.5～0.8寸。

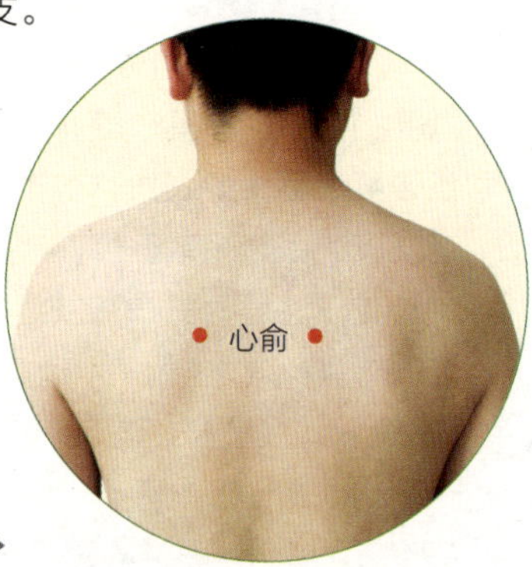

图12-1-6 心俞 ▶

膈俞（足太阳膀胱经；八会穴之血会）

【定位】在背部，当第七胸椎棘突下，旁开1.5寸。

【解剖】在斜方肌下缘，有背阔肌、最长肌；布有第七肋间动、静脉的分支；布有第七、八胸神经后支的内侧皮支，深层为第七、八胸神经后支的肌支。

【功效】活血祛风，宽胸理气，养血止血。

【主治】瘾疹，粉刺，蛇串疮，瓜藤缠，红蝴蝶疮等。

【操作】向内斜刺0.5～0.8寸。

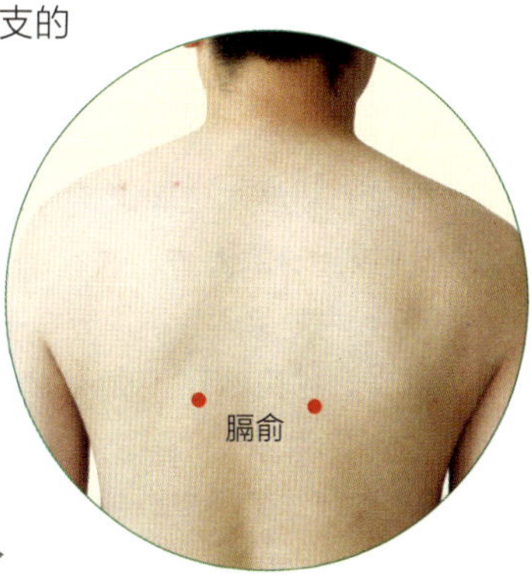

图12-1-7　膈俞 ▶

肾俞（足太阳膀胱经；肾之背俞穴）

【定位】在腰部，当第二腰椎棘突下，旁开1.5寸。

【解剖】在腰背筋膜，最长肌和髂肋肌之间：有第二腰动、静脉后支；布有第一腰神经后支的外侧支，深层为第一腰丛。

【功效】散寒祛湿，温阳固表。

【主治】红蝴蝶疮，湿疮，黧黑斑，瘾疹等。

【操作】直刺0.5～1寸。

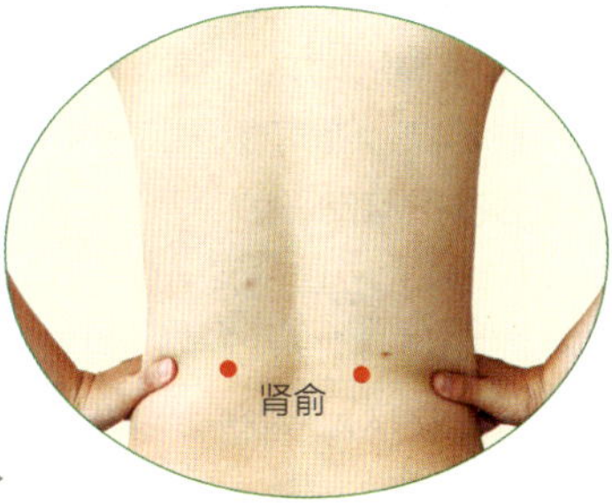

图12-1-8　肾俞 ▶

配穴

○血热证：曲池、血海、内关（图12-1-9~图12-1-11）。

○血燥、血瘀证：足三里、三阴交、合谷（图12-1-12~图12-1-14）。

曲池（手阳明大肠经之合穴）

【定位】屈肘，成直角，当肘横纹外端与肱骨外上髁连线的中点。

【解剖】桡侧腕长伸肌起始部，肱桡肌的桡侧；有桡返动脉的分支；布有前臂背侧皮神经，内侧深层为桡神经本干。

【功效】祛风散邪，清热透表。

【主治】瘾疹，湿疮，牛皮癣，粉刺，风热疮，白癜风，顽湿聚结，白疕，紫癜病，酒渣鼻，风瘙痒等。

【操作】直刺1~1.5寸。

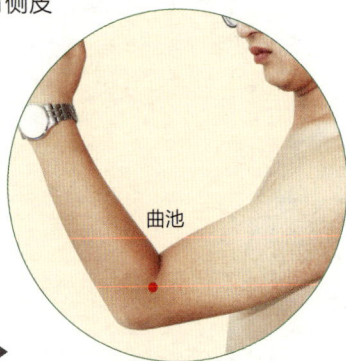

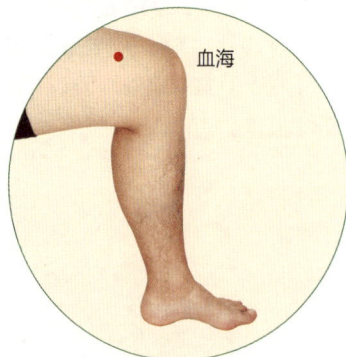

图12-1-9　曲池 ▶

血海（足太阴脾经）

【定位】髌骨内侧上缘2寸。

【解剖】在股骨内上髁上缘，股内侧肌中间；有股动、静脉肌支；布有股前皮神经及股神经肌支。

【功效】养血祛风。

【主治】瘾疹，湿疹，丹毒，皮肤瘙痒，神经性皮炎。

【操作】直刺1~1.5寸。

图12-1-10　血海

内关（手厥阴心包经）

【定位】在前臂掌侧，当曲泽与大陵穴的连线上，腕横纹上2寸，掌长肌腱与桡侧腕屈肌腱之间。

【解剖】有指浅屈肌，深层为指深屈肌；有前臂正中动、静脉，深层为前臂掌侧骨间动、静脉；布有前臂内侧皮神经，其下为正中神经掌皮支，深层为前臂掌侧骨间神经。

【功效】行气散滞，宁心安神。

【主治】风瘙痒病，蛇串疮，瘾疹，红蝴蝶疮等。

【操作】直刺0.5～1寸。

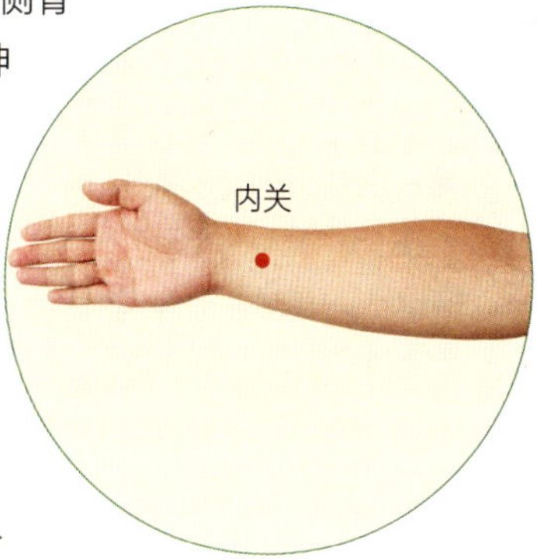

图12-1-11　内关 ▶

足三里（足阳明胃经合穴；胃下合穴）

【定位】在小腿前外侧，当犊鼻下3寸，距胫骨前缘一横指（中指）。

【解剖】穴区浅层有腓肠外侧皮神经分布；深层有腓深神经肌支和胫前动脉分布；小腿骨间膜深面有胫神经和胫后动脉经过并分布。

【功效】和胃通肠，祛痰导滞，健脾和胃，补中益气。

【主治】瘾疹，粉刺，天疱疮病，湿疮，牛皮癣，风瘙痒，白疕病等。

【操作】直刺1～2寸。

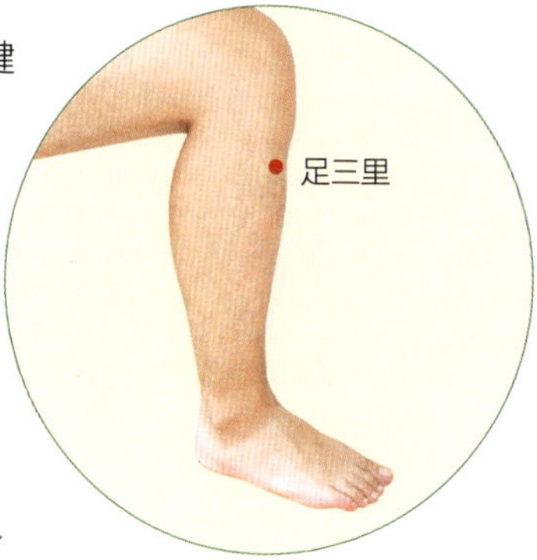

图12-1-12　足三里 ▶

三阴交（足太阴脾经）

【定位】内踝高点上3寸，胫骨内侧缘后方。

【解剖】在胫骨后缘和比目鱼肌之间，深层有屈趾长肌；有大隐静脉，胫后动、静脉；有小腿内侧皮神经，深层后方有胫神经。

【功效】活血祛瘀，疏肝健脾。

【主治】风瘙痒病，瘾疹，日晒伤，白疕病，结缔组织病，鼾黑斑等。

【操作】直刺 1 ~ 1.5寸。

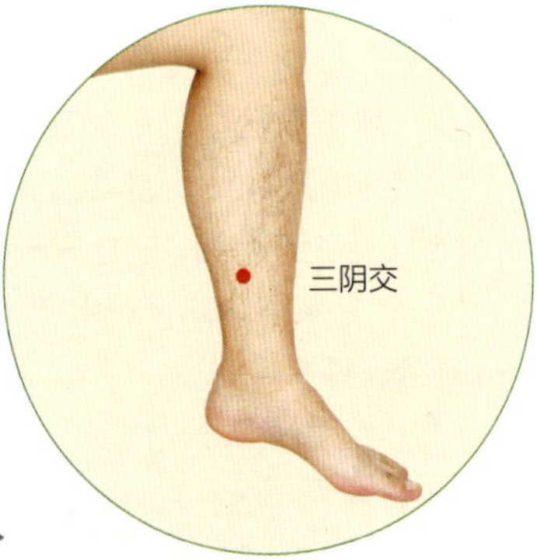

图12-1-13　三阴交 ▶

合谷（手阳明大肠经）

【定位】手背，第一、二掌骨之间，约平第二掌骨中点处。

【解剖】在第一、二掌骨之间，第一骨间背侧肌中，深层有拇收肌横头；有手背静脉网，为头静脉的起部，腧穴近侧正当桡动脉从手背穿向手掌之处；布有桡神经浅支的掌背侧神经，深部有正中神经的指掌侧固有神经。

【功效】疏风解表，祛风散邪。

【主治】酒渣鼻，扁瘊，疖疮，瘾疹，疖肿，日晒疮，风瘙痒，白疕等。

【操作】直刺0.5 ~ 1寸。

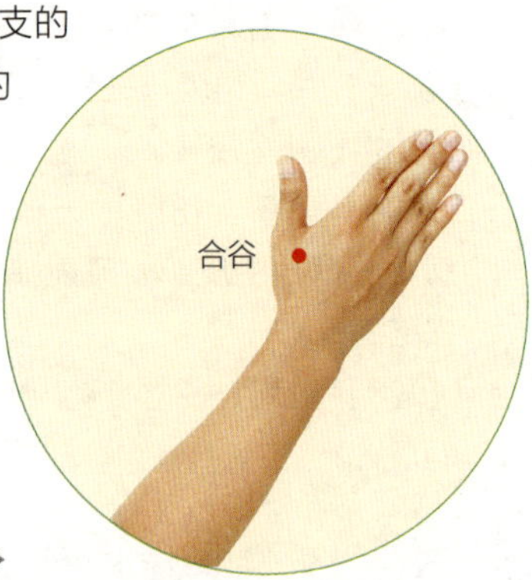

图12-1-14　合谷 ▶

3. 操作要点

泛发性、斑块型白疕患者皮损发生在穴位处时，可以进行埋线治疗，但因搔抓皮损有糜烂、溃疡时，应另选穴位。白疕皮损较厚时，进针宜选用提捏迅速刺入埋线针，以减轻患者疼痛。大杼、肺俞、心俞、膈俞、肾俞等穴宜朝向脊柱呈45度斜刺。每两周埋线一次，三次为一个疗程。

埋线时可根据辨证分型配合药物内服、药浴、走罐、火针、光疗等方法治疗。

五、按语

埋线治疗白疕病文献中使用较多的主穴大多集中在大杼、肺俞、心俞、膈俞、肾俞、膀胱俞等背部腧穴，背俞穴是五脏六腑之精气输注于体表的部位，大杼具有祛风解表、宣疏肺气；肺俞具有调肺气、和营血功效；膈俞为血气会聚之处，有调营血、通经络之功，扶正祛邪，为一切血证之常用穴；心俞宁心通络；肾俞补肾益气、平调气血。诸穴合用，具有调节脏腑功能、振奋人体正气的功能。

血海、曲池具有清热凉血、祛风止痒、调和营卫、理气和络之效；内关穴有养心安神、宁心通络治本之效；足三里补脾益气，也具有调和气血的功效。在使用主穴的同时，根据血热、血燥、血瘀的不同，随症加减。

江苏省连云港市第一医院任虹主任医师观察穴位埋线联合免疫调节剂（转移因子胶囊）治疗银屑病。将160例进行期寻常型银屑病患者随机分为两组:治疗组80例，采用穴位埋线联合免疫调节剂治疗；对照组80例，采用单纯免疫调节剂治疗。检测各组患者治疗前后血清肿瘤坏死因子-α（TNF-α）和白介素-8（IL-8）水平。结果：治疗组有效率为81.25%，对照组有效率为57.50%，两组疗效差异有统计学意义（$P < 0.01$）。两组治愈病例复发率比较，差异有统计学意义（$P < 0.05$）。

六、注意事项

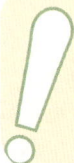

- 白疕病同形反应严重者慎用埋线疗法。
- 皮损有感染者不做埋线治疗。

第二节　风热疮

一、定义

风热疮是一种斑疹色红如玫瑰、脱屑如糠秕的急性自限性皮肤病。其特点是初发时多在躯干部先出现玫瑰红色母斑，其长轴与皮纹一致，上有糠秕样鳞屑，继则分批出现较多、形态相仿而较小的子斑。古代文献中又称"血疳疮""风癣""母子疮"等。相当于西医的玫瑰糠疹。

二、病因病机

本病多因血热内蕴，复外感风邪，致风热客于肌肤，腠理闭塞，营血失和而发病；或因风热日久化燥，灼伤津液，肌肤失养而致。

三、诊断要点

1. 多见于春秋两季，好发于中青年。

2. 好发于胸背（尤其胸部两侧）、腹部、四肢近端，颜面及小腿一般不发生。

3. 皮损大多先在躯干或四肢局部出现一个圆形或椭圆形的淡红色斑片，称为原发斑或母斑，母斑出现1~2周后，在躯干及四肢等部位迅速分批出现形态相仿、范围较小的红斑。其长轴与皮纹走行一致，中心有细微皱纹，境界清楚，边缘不整，略似锯齿状，表面附有糠秕样鳞屑，多数孤立存在。自觉痒甚，一般无全身症状。

4. 皮损成批出现，颜色常不一致，色鲜红至褐色、褐黄色或灰褐色不等。

5. 预后良好，如不治疗，一般约4~6周可自然消退，但也可迁延2~3个月，甚至更长时间才能痊愈。消退时一般先自中央部开始，由黄红色渐变为黄褐色、淡褐色而消失，边缘消退较迟。

四、辨证论治

1. 辨证分型和治法

1 风热蕴肤证

皮损淡红，上覆糠秕状鳞屑，上身分布为多，可有瘙痒。小便黄，口干。舌红，苔白或薄黄，脉浮数。

治法：疏风清热。

❷ 风热血热证（图12-2-1）

皮损鲜红或玫瑰红斑片，上有少量鳞屑，分布于躯干四肢，瘙痒，病程长。溲赤，便秘。舌红，苔薄，脉滑数。

治法：凉血祛风。

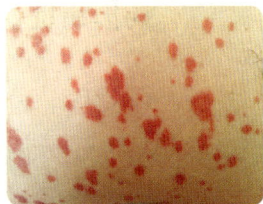

图12-2-1 风热血热证

❸ 血虚风燥证（图12-2-2）

主要见于病程已久，皮损干燥，皮疹色淡红，鳞屑较多，或有剧烈瘙痒；伴咽干。舌质红，少津，脉沉细。

治法：养血润肤。

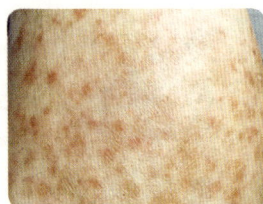

图12-2-2 血虚风燥证

2. 穴位埋线治疗

主穴 曲池、血海、风市、风门（图12-2-3～图12-2-6）。

曲池（手阳明大肠经之合穴）

【定位】屈肘，成直角，当肘横纹外端与肱骨外上髁连线的中点。

【解剖】桡侧腕长伸肌起始部，肱桡肌的桡侧；有桡返动脉的分支；布有前臂背侧皮神经，内侧深层为桡神经本干。

【功效】祛风散邪，清热透表。

【主治】瘾疹，湿疮，牛皮癣，粉刺，风热疮，白癜风，顽湿聚结，白疕，紫癜病，酒渣鼻，风瘙痒等。

【操作】直刺1～1.5寸。

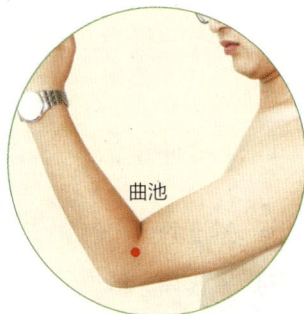

图12-2-3 曲池

血海（足太阴脾经）

【定位】髌骨内侧上缘2寸。

【解剖】在股骨内上髁上缘，股内侧肌中间；有股动、静脉肌支；布有股前皮神经及股神经肌支。

【功效】养血祛风。

【主治】瘾疹、湿疹、丹毒、皮肤瘙痒、神经性皮炎。

【操作】直刺1~1.5寸。

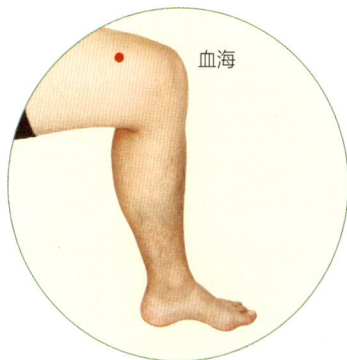

图12-2-4 血海 ▶

风市（足少阳胆经）

【定位】在大腿外侧部的中线上，当腘横纹水平线上7寸。或直立垂手时，中指尖处。

【解剖】在阔筋膜下，股外侧肌中；有旋股外侧动、静脉肌支；布有股外侧皮神经，股神经肌支。

【功效】祛风散寒，强壮筋脉。

【主治】遍身瘙痒，瘾疹，瓜藤缠，紫癜病等。

【操作】直刺1~2寸。

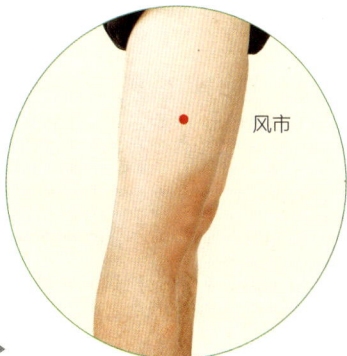

图12-2-5 风市 ▶

风门（足太阳膀胱经）

【定位】在背部，当第二胸椎棘突下，旁开1.5寸。

【解剖】有斜方肌，菱形肌，上后锯肌，深层为最肌；有第二肋间动、静脉后支；布有二、三胸神经后支的皮支，深层为第三胸神经后支外侧支。

图12-2-6 风门

【功效】疏风清热，宣肺散邪，温阳固卫。

【主治】瘾疹，疖肿病，疥疮，风瘙痒，皮痹，油风，面游风等。

【操作】斜刺0.5～0.8寸。

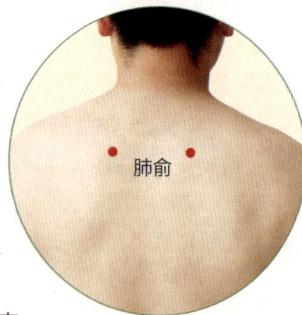

配穴

○风热蕴肤证：肺俞、尺泽（图12-2-7，图12-2-8）。
○风热血热证：合谷、大椎（图12-2-9，图12-2-10）。
○血虚风燥证：膈俞、足三里（图12-2-11，图12-2-12）。

肺俞（属膀胱经；肺之背俞穴）

【定位】在当第三胸椎棘突下，旁开1.5寸。

【解剖】有斜方肌、菱形肌，深层为最长肌；有第三肋间动、静脉后支；布有第三或第四胸神经后支的皮支，深层为第三胸神经后支外侧支。

图12-2-7 肺俞

【功效】宣肺解表，祛风散邪，益气固表。

【主治】粉刺，雀斑，黧黑斑，瘾疹，风瘙痒等。

【操作】斜刺0.5～0.8寸。

尺泽（手太阴肺经）

【定位】肘横纹中，肱二头肌腱桡侧缘。

【解剖】在肘关节，当肘二头肌腱之外方，肱桡肌起始部；有桡侧返动、静脉分支及头静脉；布有前臂外侧皮神经，直下为桡神经。

【功效】清泻肺热，祛瘀通络。

【主治】丹毒、酒渣鼻、瘾疹、湿疮、雷诺病等。

【操作】直刺0.8～1.2寸；或点刺出血。

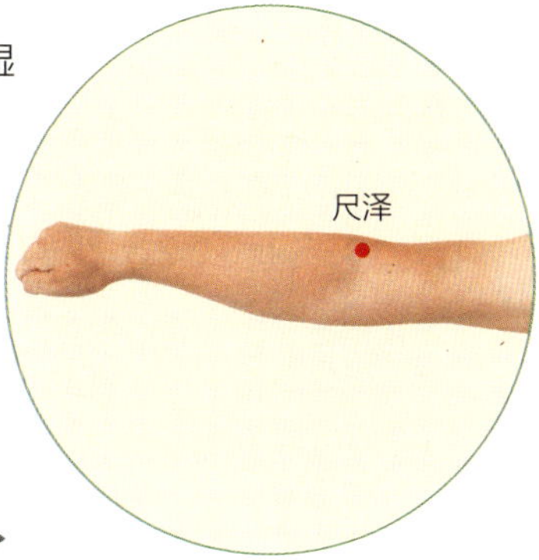

图12-2-8　尺泽 ▶

合谷（手阳明大肠经）

【定位】手背，第一、二掌骨之间，约平第二掌骨中点处。

【解剖】在第一、二掌骨之间，第一骨间背侧肌中，深层有拇收肌横头；有手背静脉网，为头静脉的起部，腧穴近侧正当桡动脉从手背穿向手掌之处；布有桡神经浅支的掌背侧神经，深部有正中神经的指掌侧固有神经。

【功效】疏风解表，祛风散邪。

【主治】酒渣鼻，扁瘊，疥疮，瘾疹，疖肿，日晒疮，风瘙痒，白疕等。

【操作】直刺0.5～1寸。

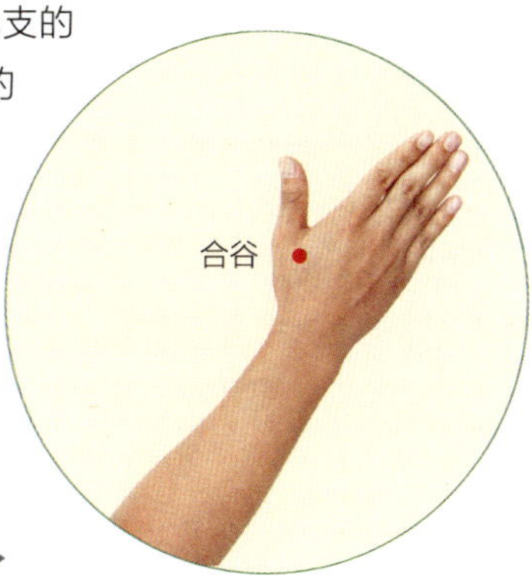

图12-2-9　合谷 ▶

大椎（属督脉，手足三阳与督脉之会）

【定位】后正中线上，第七颈椎棘突下凹陷中。

【解剖】有腰背筋膜，棘上韧带及棘间韧带；有第一肋间后动、静脉背侧支及棘突间静脉丛；布有第八颈神经后支。

【功效】驱邪解表，益气固表。

【主治】白疕病，粉刺，瘾疹，皮痹，黧黑斑，湿疮等。

【操作】向上斜刺0.5~1寸。

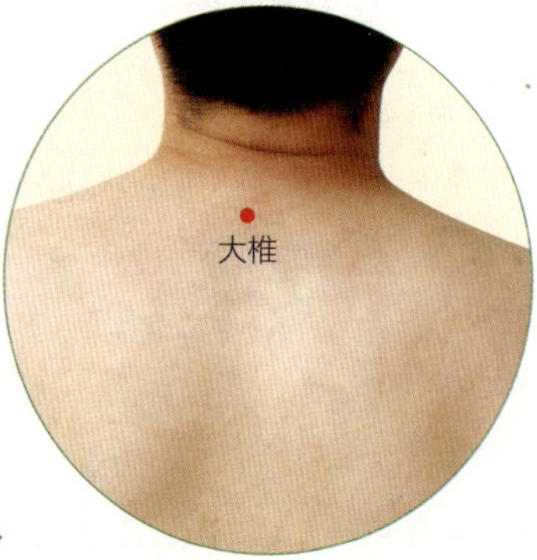

图12-2-10　大椎 ▶

膈俞（足太阳膀胱经；八会穴之血会）

【定位】在背部，当第七胸椎棘突下，旁开1.5寸。

【解剖】在斜方肌下缘，有背阔肌、最长肌；布有第七肋间动、静脉的分支；布有第七、八胸神经后支的内侧皮支，深层为第七、八胸神经后支的肌支。

【功效】活血祛风，宽胸理气，养血止血。

【主治】瘾疹，粉刺，蛇串疮，瓜藤缠，红蝴蝶疮等。

【操作】向内斜刺0.5~0.8寸。

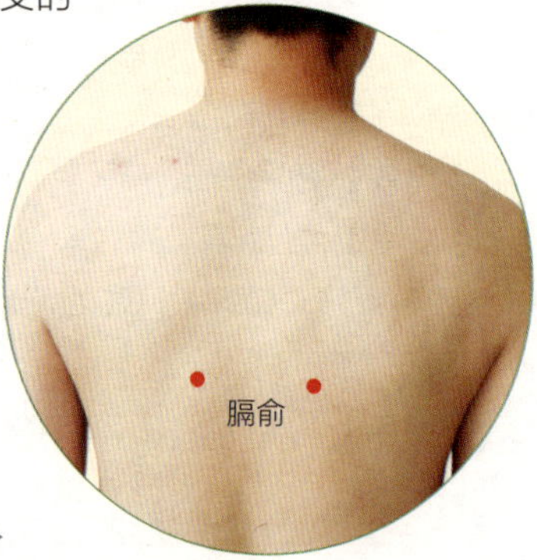

图12-2-11　膈俞 ▶

足三里（足阳明胃经合穴；胃下合穴）

【定位】在小腿前外侧，当犊鼻下3寸，距胫骨前缘一横指（中指）。

【解剖】穴区浅层有腓肠外侧皮神经分布；深层有腓深神经肌支和胫前动脉分布；小腿骨间膜深面有胫神经和胫后动脉经过并分布。

【功效】和胃通肠，祛痰导滞，健脾和胃，补中益气。

【主治】瘾疹，粉刺，天疱疮病，湿疮，牛皮癣，风瘙痒，白疕病等。

【操作】直刺1~2寸。

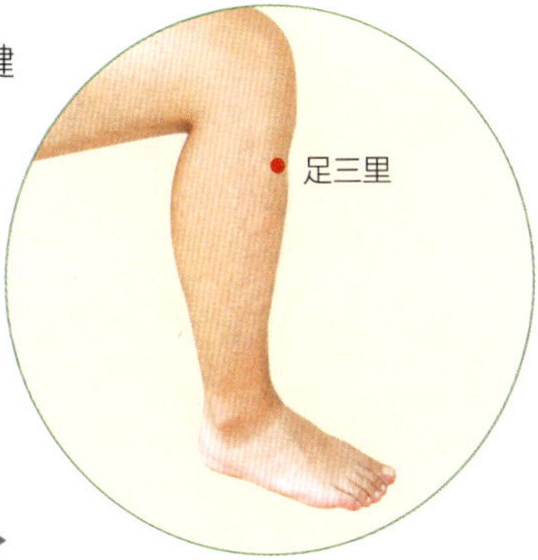

图12-2-12　足三里 ▶

3. 操作要点

操作方法按技法篇常规操作，每周一次，三次为一个疗程。可根据辨证分型配合光疗、药浴等。

五、按语

风热疮，血热内盛、风邪外感为主要发病机理，埋线疗法以清热疏风为主，曲池、血海清泻血分热邪，风市、风门疏外在之风，曲池、血海、风市、风门是治疗风热疮的主要用穴，无论是何证型，均可埋线使用，病发早期，风热蕴肤为主时，加肺俞、尺泽增强疏散肺卫风热的力量，血热内盛当配合谷、大椎"血实者决之"，若病之后期，风热耗伤营血，以血虚风燥为主时，当以足三里健脾益气，生化气血，配膈俞养血消风，使风去疹消。

六、注意事项

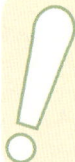

- 少洗浴，外用润肤剂。
- 饮食清淡，忌食辛辣油腻之品。
- 宜穿纯棉淡颜色的内衣。

第十三章 13 皮肤附属器性皮肤病

第一节　粉刺

一、定义

> 粉刺是一种颜面、胸背等处毛囊、皮脂腺的慢性炎症性皮肤病。其特征为散在颜面、胸、背等处的针头或米粒大小皮疹，形如刺，可挤出白色粉渣样物，故称粉刺。古代文献又称之为"皶""痤""面疱""皶疱""肺风粉刺""酒刺"等，俗称"暗疮""青春痘"。本病相当于西医的痤疮。

二、病因病机

本病多因素体阳热偏盛，肺经蕴热，复感风邪，熏蒸面部而发；或过食辛辣肥甘厚味，助湿化热，湿热蕴结，上蒸颜面而致；或因脾气不足，运化失常，湿浊内停，郁久化热，热灼津液，煎炼成痰，湿热浊痰瘀滞肌肤而发。

三、诊断要点

1 常见于青年男女。

2 多发于颜面、上胸、背部等皮脂腺丰富的部位。

3 初起多为细小皮色丘疹、白头或黑头粉刺，接着出现脓疱，严重可有结节、囊肿。反复发作或挑刺后，留下凹凸不平的疤痕及色素沉着。

4 一般无明显全身症状，可有轻微瘙痒或疼痛。

四、辨证论治

1. 辨证分型和治法

1 肺经风热证（图13-1-1）

丘疹色红，或有疼痛，或有脓疱；伴有口渴喜饮，大便秘结，小便短赤。舌红，苔薄黄，脉浮数。

治法：疏风凉血清肺。

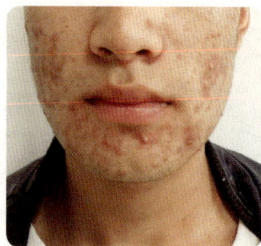

图13-1-1　肺经风热证

2 湿热蕴结证（图13-1-2）

皮疹红肿疼痛，或有脓疱，口臭，便秘，尿黄。舌红，苔黄腻，脉滑数。

治法：清热化湿通腑。

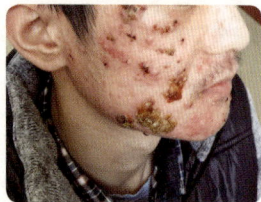

图13-1-2　湿热蕴结证

❸ 痰湿瘀凝证（图13-1-3）

皮疹结成囊肿、结节、脓肿，或有纳呆，便溏。舌淡胖，苔薄，脉滑。

治法：祛湿化痰，活血散结。

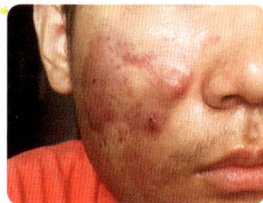

图13-1-3　痰湿瘀凝结证

2. 穴位埋线治疗

主穴　大椎、委中、肺俞（图13-1-4～图13-1-6）。

大椎（属督脉，手足三阳与督脉之会）

【定位】后正中线上，第七颈椎棘突下凹陷中。

【解剖】有腰背筋膜，棘上韧带及棘间韧带；有第一肋间后动、静脉背侧支及棘突间静脉丛；布有第八颈神经后支。

【功效】驱邪解表，益气固表。

【主治】白疕病，粉刺，瘾疹，皮痹，黧黑斑，湿疮等。

【操作】向上斜刺0.5～1寸。

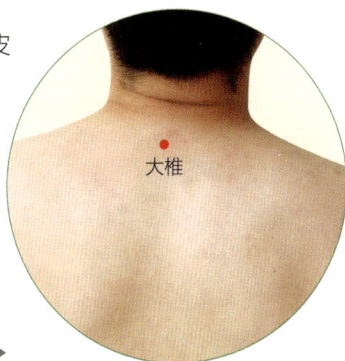

大椎

图13-1-4　大椎 ▶

委中（足太阳膀胱经）

【定位】在腘横纹中点，当股二头肌腱与半腱肌肌腱的中间。

【解剖】在腘窝正中，有腘筋膜；皮下有股腘静脉，深层内侧为腘静脉，最深层为腘动有股后皮神经，正当胫神经处。

【功效】清热解毒，活血祛瘀。

【主治】白疕病，丹毒，疖肿病，风瘙痒，湿疮等。

【操作】直刺1~1.5寸，点刺腘静脉出血。

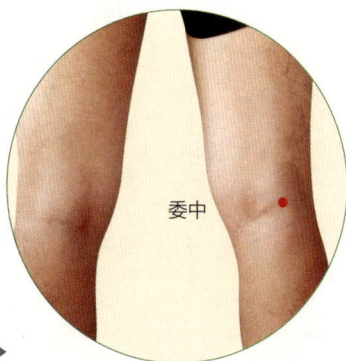

图13-1-5　委中 ▶

肺俞（属膀胱经；肺之背俞穴）

【定位】在当第三胸椎棘突下，旁开1.5寸。

【解剖】有斜方肌、菱形肌，深层为最长肌；有第三肋间动、静脉后支；布有第三或第四胸神经后支的皮支，深层为第三胸神经后支外侧支。

【功效】宣肺解表，祛风散邪，益气固表。

【主治】粉刺，雀斑，黧黑斑，瘾疹，风瘙痒等。

【操作】斜刺0.5~0.8寸。

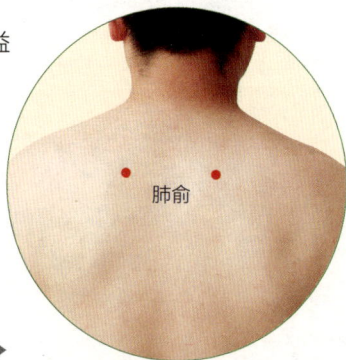

图13-1-6　肺俞 ▶

○肺经风热证：曲池、尺泽。（图13-1-7，图13-1-8）
○湿热蕴结证：胃俞、天枢、大肠（图13-1-9~图13-1-11）。
○痰湿瘀凝结证：丰隆、膈俞、脾俞（图13-1-12~图13-1-14）。

配穴

曲池（手阳明大肠经之合穴）

【定位】屈肘，成直角，当肘横纹外端与肱骨外上髁连线的中点。

【解剖】桡侧腕长伸肌起始部，肱桡肌的桡侧；有桡返动脉的分支；布有前臂背侧皮神经，内侧深层为桡神经本干。

【功效】祛风散邪，清热透表。

【主治】瘾疹，湿疮，牛皮癣，粉刺，风热疮，白癜风，顽湿聚结，白疕，紫癜病，酒渣鼻，风瘙痒等。

【操作】直刺1~1.5寸。

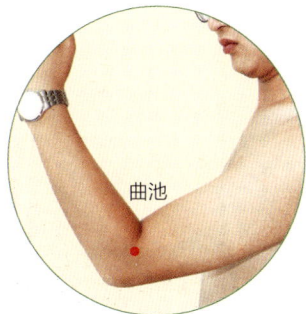

图13-1-7　曲池

尺泽（手太阴肺经）

【定位】肘横纹中，肱二头肌腱桡侧缘。

【解剖】在肘关节，当肘二头肌腱之外方，肱桡肌起始部；有桡侧返动、静脉分支及头静脉；布有前臂外侧皮神经，直下为桡神经。

【功效】清泻肺热，祛瘀通络。

【主治】丹毒，酒渣鼻，瘾疹，湿疮，雷诺病等。

【操作】直刺0.8~1.2寸；或点刺出血。

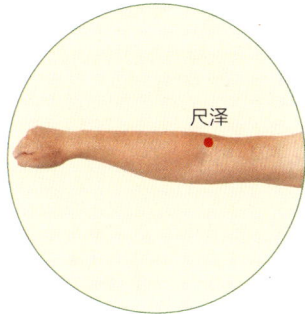

图13-1-8　尺泽

胃俞（足太阳膀胱经）

【定位】在背部，当第十二胸椎棘突下，旁开1.5寸。

【解剖】在腰背筋膜，最长肌和髂肋肌之间；有肋下动、静脉后支；布有第十二胸神经后支的皮支，深层为第十二胸神经后支外侧支。

【功效】清热泻火，和胃降浊。

【主治】粉刺，瘾疹，湿疹，面游风等。

【操作】斜刺0.5~0.8寸。

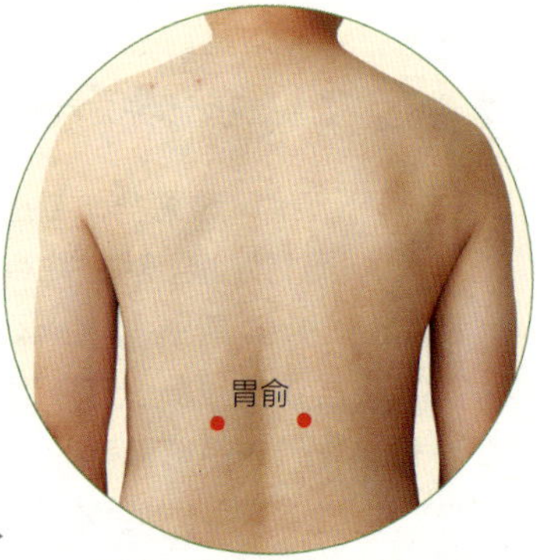

图13-1-9 胃俞 ▶

天枢（足阳明胃经）

【定位】脐旁2寸。

【解剖】当腹直肌及其鞘处；有第九肋间动、静脉分支及腹壁下动、静脉分支；布有第十肋间神经分支（内部为小肠）。

【功效】清热导滞。

【主治】瘾疹（腹型），皮痹，湿疮，红蝴蝶疮，狐惑等。

【操作】直刺1~1.5寸。

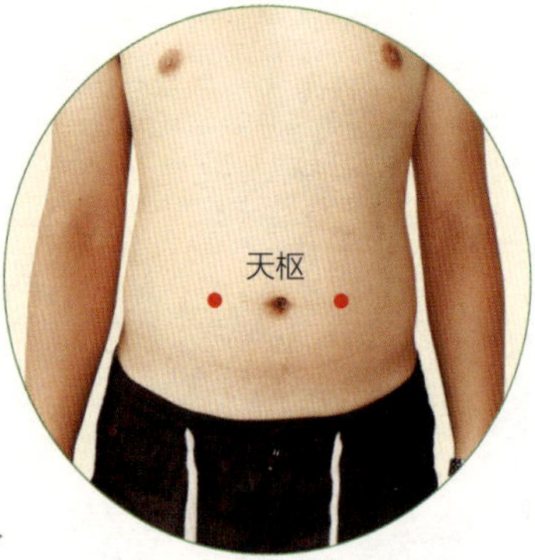

图13-1-10 天枢 ▶

大肠俞（足太阳膀胱经）

【定位】 在腰部，当第四腰椎棘突下，旁开1.5寸。

【解剖】 在腰背筋膜，最长肌和髂肋肌之间；有第四腰动、静脉后支；布有第三腰神经皮支，深层为腰丛。

【功效】 通肠导滞。

【主治】 瘾疹（腹型），湿疮，粉刺，唇风，狐惑，面游风等。

【操作】 直刺0.8~1.2寸。

图13-1-11　大肠俞 ▶

丰隆（足阳明胃经的络穴）

【定位】 小腿前外侧，外踝尖上8寸，条口穴外1寸，距胫骨前嵴外二横指。

【解剖】 在趾长伸肌外侧和腓骨短肌之间；有胫前动脉分支；当腓浅神经处。

【功效】 祛湿化痰，通经活络，补益气血。

【主治】 风瘙痒病，顽湿聚结，粉刺等。

【操作】 直刺1~1.5寸。

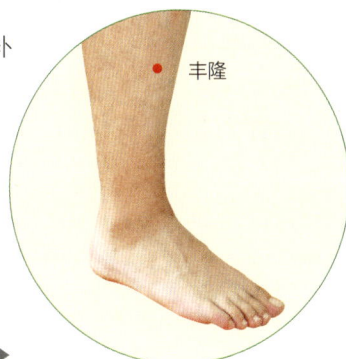

图13-1-12　丰隆穴 ▶

膈俞（属膀胱经；八会穴之血会）

【定位】在背部，当第七胸椎棘突下，旁开1.5寸。

【解剖】在斜方肌下缘，有背阔肌、最长肌；布有第七肋间动、静脉的分支；布有第七、八胸神经后支的内侧皮支，深层为第七、八胸神经后支的肌支。

【功效】活血祛风，宽胸理气，养血止血。

【主治】瘾疹，粉刺，湿疮，风瘙痒病，枯筋箭等。

【操作】向内斜刺0.5～0.8寸。

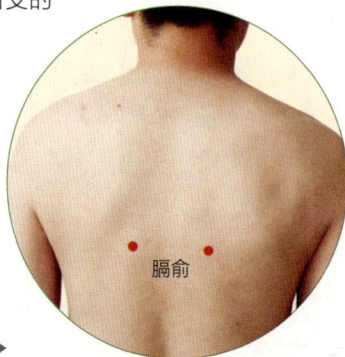

图13-1-13　膈俞 ▶

脾俞（足太阳膀胱经）

【定位】在背部，当第十一胸椎棘突下，旁开1.5寸。

【解剖】在背阔肌，最长肌和髂肋肌之间；有第十一肋间动、静脉后支；布有第十一胸神经后支的皮支，深层为第十一胸神经后支肌支。

【功效】健脾利湿，驱邪散滞。

【主治】湿疮，风瘙痒，红蝴蝶疮，瘾疹等。

【操作】斜刺0.5～0.8寸。

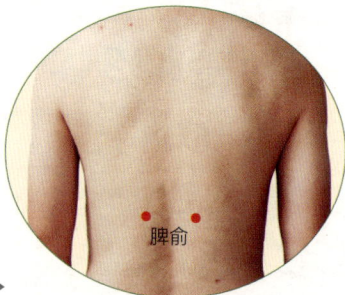

图13-1-14　脾俞 ▶

3. 操作要点

肺俞、胃俞、大肠俞、膈俞、脾俞按常规朝脊柱方向斜刺，背部腧穴尤其是肺俞、胃俞、大肠俞可在拔针时适当放血，然后压迫止血，再次消毒，增强疗效。每周一次，三次为一个疗程。

根据辨证分型可配合火针、外涂药膏、中药内服。

五、按语

粉刺是一种多因素的疾病，《肘后备急方》一书中有"年少气充，面生疱疮"的记载。埋线疗法选用大椎、委中、肺俞为主穴，大椎是手、足三阳及督脉之会，有清热、散风、通阳之功；委中是足太阳膀胱经的合穴，具有散瘀活血、清热解毒、泻脏腑之里热，引火下行、泻血分之热邪，疏阳邪之火毒，正合粉刺之主要病机。上述二穴具有协同作用，与粉刺因年轻生机旺盛之际，营血偏热，脉络充盈，气血郁滞而发病的机理相吻合；曲池、肺俞、尺泽均为手太阴肺经和手阳明大肠经清肺泻热解毒的要穴，天枢、大肠俞、胃俞多气多血，埋线后对因肠胃湿热而致的粉刺能取其清热利湿，解其胶着之势，使湿、热各有去路，粉刺消除；痰多宜向丰隆泻，膈俞、脾俞祛痰健脾利湿，配合主穴，效如桴鼓。

浙江中医药大学第三临床医学院张理梅主任医师曾选100例痤疮患者按照中医辨证分型进行埋线治疗获得满意临床疗效。

六、注意事项

> ● 忌食肥甘厚腻之品，多食水果蔬菜等。
>
> ● 生活规律，不熬夜，心情舒畅。
>
> ● 少用化妆品，注意防晒。

第二节　面游风

一、定义

　　面游风（图13-2-1）是一种因皮脂分泌过多而引起皮肤上出现红斑、上覆鳞屑的慢性炎症性皮肤病。因其多发于面部，表现为皮肤瘙痒、脱屑，故称之为面游风。古代文献又称之为"白屑风""纽扣风""眉风癣"等。本病相当于西医的脂溢性皮炎。

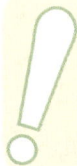

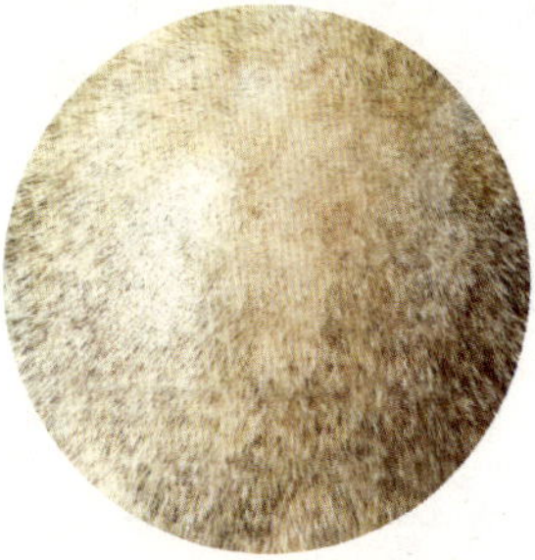

图13-2-1 面游风
（由李铁男团队供图）

二、病因病机

本病多因风热之邪外袭，郁久耗伤阴血，阴伤血燥，或平素血燥之体，复感风热之邪，血虚生风，风热燥邪蕴阻肌肤，肌肤失于濡养而致；或由于恣食肥甘油腻、辛辣之品，以致脾胃运化失常，化湿生热，湿热蕴阻肌肤而成。

三、诊断要点

1 多见于成人，婴幼儿也时有发生，男性多于女性，有皮脂溢出体质，在皮脂过度溢出基础上发生。

2 好发于头皮、颜面、躯干等皮脂腺分布较丰富的部位。其中颜面部好发于眉间眉弓、鼻唇沟、胡须部；躯干部好发于前胸、颈后及上背部、腋窝、脐窝、腹股沟等位置。少数重症患者可泛发全身。

3 皮损边界清楚，形态大小不一，初起为毛囊周围红色小丘疹，继而融合大小不等的暗红或黄红色斑片，覆以油腻性鳞屑或痂皮，可出现渗出、结痂和糜烂并呈湿疹样表现。

4 头皮等处损害严重时可伴有毛发脱落，面部可与痤疮并发，皱褶处皮损常出现类似湿疹样改变。

5 患者自觉不同程度瘙痒。

6 病程慢性，反复发作，时轻时重。

四、辨证论治

1. 辨证分型和治法

1 血热风燥证

皮损色红，皮肤干燥，糠秕状鳞屑，自觉瘙痒，抓破出血。舌质红，苔薄黄或薄白，脉弦滑。

治法：凉血，清热，祛风。

❷ 肠胃湿热证

红斑，头面油腻，点状糜烂渗液，油腻性鳞屑，结痂，大便干，尿黄。舌红，苔黄腻，脉滑数。

治法：清热，利湿，通腑。

2. 穴位埋线治疗

主穴　曲池、合谷、血海（图13-2-2~图13-2-4）。

曲池（手阳明大肠经之合穴）

【定位】屈肘，成直角，当肘横纹外端与肱骨外上髁连线的中点。

【解剖】桡侧腕长伸肌起始部，肱桡肌的桡侧；有桡返动脉的分支；布有前臂背侧皮神经，内侧深层为桡神经本干。

【功效】祛风散邪，清热透表。

【主治】瘾疹，湿疮，牛皮癣，粉刺，风热疮，白癜风，顽湿聚结，白疕，紫癜病，酒渣鼻，风瘙痒等。

【操作】直刺1~1.5寸。

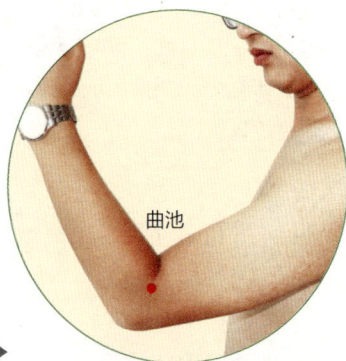

图13-2-2　曲池 ▶

合谷（手阳明大肠经）

【定位】手背，第一、二掌骨之间，约平第二掌骨中点处。

【解剖】在第一、二掌骨之间，第一骨间背侧肌中，深层有拇收肌横头；有手背静脉网，为头静脉的起部，腧穴近侧正当桡动脉从手背穿向手掌之处；布有桡神经浅支的掌背侧神经，深部有正中神经的指掌侧固有神经。

【功效】疏风解表，祛风散邪。

【主治】酒渣鼻，扁瘊，疥疮，瘾疹，疖肿，日晒疮，风瘙痒，白疕等。

【操作】直刺0.5～1寸。

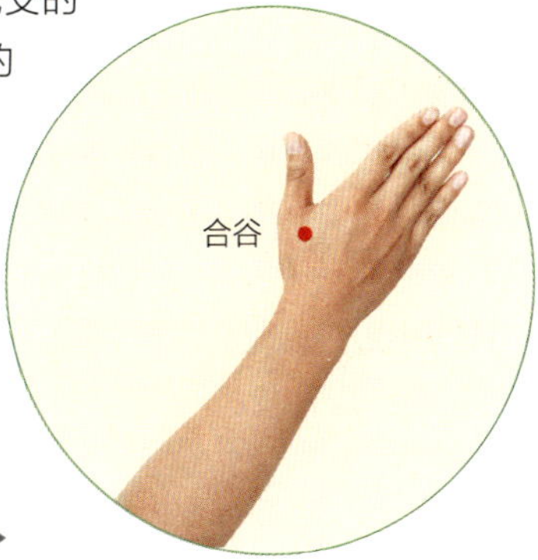

图13-2-3　合谷 ▶

血海（足太阴脾经）

【定位】髌骨内侧上缘2寸。

【解剖】在股骨内上髁上缘，股内侧肌中间；有股动、静脉肌支；布有股前皮神经及股神经肌支。

【功效】养血祛风。

【主治】瘾疹，湿疹，丹毒，皮肤瘙痒，神经性皮炎。

【操作】直刺1～1.5寸。

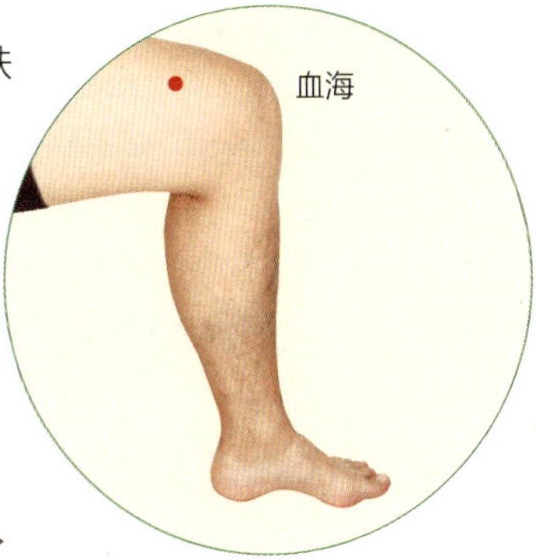

图13-2-4　血海 ▶

○血热风燥证：照海、尺泽、膈俞（图13-2-5～图13-2-7）。

○肠胃湿热证：天枢、胃俞、大肠俞（图13-2-8～图13-2-10）。

照海（足少阴肾经）

【定位】在足内侧，内踝高点下缘凹陷处。

【解剖】在内踝下方，蹈趾外展肌止点；后方有胫后动、静脉；布有小腿内侧皮神经，深部为胫神经本干。

【功效】补肾精，凝心神。

【主治】面游风，黧黑斑，红蝴蝶疮，粉刺等。

【操作】直刺0.5～0.8寸。

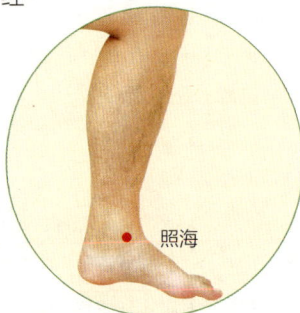

图13-2-5　照海 ▶

照海

尺泽（手太阴肺经）

【定位】肘横纹中，肱二头肌腱桡侧缘。

【解剖】在肘关节，当肘二头肌腱之外方，肱桡肌起始部；有桡侧返动、静脉分支及头静脉；布有前臂外侧皮神经，直下为桡神经。

【功效】清泻肺热，祛瘀通络。

【主治】丹毒、酒渣鼻、瘾疹、湿疮、雷诺病等。

【操作】直刺0.8～1.2寸；或点刺出血。

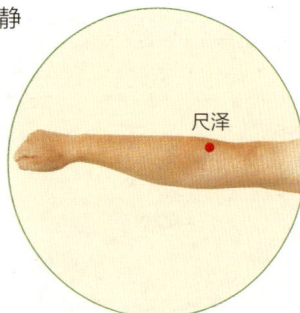

图13-2-6　尺泽 ▶

尺泽

膈俞（属膀胱经；八会穴之血会）

【定位】在背部，当第七胸椎棘突下，旁开1.5寸。

【解剖】在斜方肌下缘，有背阔肌、最长肌；布有第七肋间动、静脉的分支；布有第七、八胸神经后支的内侧皮支，深层为第七、八胸神经后支的肌支。

【功效】活血祛风，宽胸理气，养血止血。

【主治】瘾疹，粉刺，湿疮，风瘙痒病，枯筋箭等。

【操作】向内斜刺0.5~0.8寸。

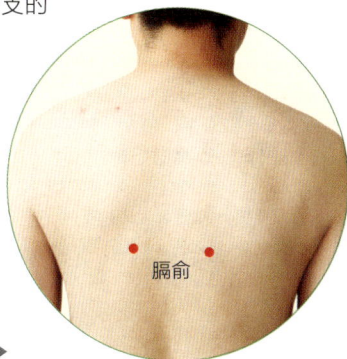

图13-2-7　膈俞 ▶

天枢（足阳明胃经）

【定位】脐旁2寸。

【解剖】当腹直肌及其鞘处；有第九肋间动、静脉分支及腹壁下动、静脉分支；布有第十肋间神经分支（内部为小肠）。

【功效】清热导滞。

【主治】瘾疹（腹型），皮痹，湿疮，红蝴蝶疮，狐惑等。

【操作】直刺1~1.5寸。

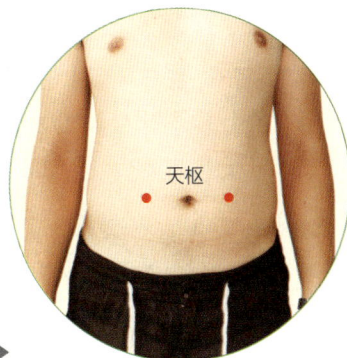

图13-2-8　天枢 ▶

胃俞（足太阳膀胱经）

【定位】在背部，当第十二胸椎棘突下，旁开1.5寸。

【解剖】在腰背筋膜，最长肌和髂肋肌之间；有肋下动、静脉后支；布有第十二胸神经后支的皮支，深层为第十二胸神经后支外侧支。

【功效】清热泻火，和胃降浊。

【主治】粉刺，瘾疹，湿疹，面游风等。

【操作】斜刺0.5～0.8寸。

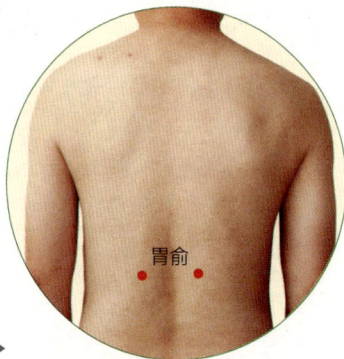

图13-2-9　胃俞 ▶

大肠俞（足太阳膀胱经）

【定位】在腰部，当第四腰椎棘突下，旁开1.5寸。

【解剖】在腰背筋膜，最长肌和髂肋肌之间；有第四腰动、静脉后支；布有第三腰神经皮支，深层为腰丛。

【功效】通肠导滞。

【主治】瘾疹（腹型），湿疮，粉刺，唇风，狐惑，面游风等。

【操作】直刺0.8～1.2寸。

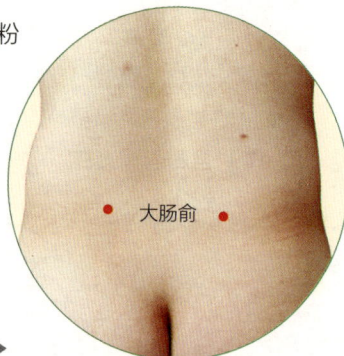

图13-2-10　大肠俞 ▶

3. 操作要点

尺泽、曲池的操作宜让患者采用坐位或仰卧屈肘，埋线长度不超0.5cm，埋线针不宜过深，避免损伤血管神经。其余穴位按技法篇常规执行。每两周一次，三次为一个疗程。

可根据辨证分型配合湿敷、冷喷、外涂药膏等。

五、按语

湿热、风热蕴结肌肤是白屑风发病过程的主要症结所在。选曲池、合谷、血海为主穴，埋线疗法可在白屑风治疗的全过程中以泻湿热、疏风热为主要目的；若血热风燥为主时，则用照海、尺泽、膈俞养阴血，宁心神，照海是治疗患者因痒而致不能睡眠的重要穴位；患者或因过食膏粱厚味，肠胃湿热显著时，又当以天枢、胃俞、大肠俞埋线，调理胃肠功能，使湿热从下而去，风痒自止。白屑风现代研究证明，遗传、饮食、环境是影响皮脂腺分泌增多的重要原因，白屑风有干性、湿性之分，而埋线疗法对穴位的持久刺激有双向调节作用，无论干性、湿性使用埋线疗法后，都有调节皮脂腺分泌功能恢复正常的良好作用。

浙江中医药大学张理梅教授擅长于埋线疗法治疗面游风（脂溢性皮炎）初诊选穴：肺俞（双）、曲池（双）、血海（双），一周后面中部瘙痒明显好转，潮红渐退。15天后二诊选穴：大椎、脾俞（双）、足三里（双）、天枢（双）。一个月后三诊选穴：尺泽（双）、肾俞（双）、膈俞（双）。

六、注意事项

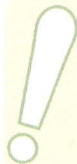

- 忌食辛辣、甜腻之物，多食新鲜果蔬。
- 每天用温清水洁面一到两次。
- 保持良好的心态，保证充足睡眠。
- 禁止搔抓。

第三节　油风

一、定义

油风（图13-3-1）是一种头发突然发生斑块状脱落的慢性皮肤病。其临床特点是脱发区皮肤变薄、光亮，感觉正常，无自觉症状。古代文献称之为"鬼舐头""鬼剃头"等。本病相当于西医的斑秃。

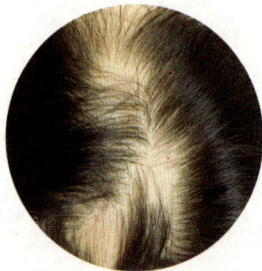

图13-3-1　油风 ▶

二、病因病机

由于血虚不能随气荣养皮肤，以致毛孔开张，风邪乘虚侵入，风盛血燥，发失所养而成片脱落；或因情志抑郁，肝气郁结过分劳累，有伤心脾，气血生化不足，发失所养而致；因肝藏血，发为血之余，肾藏精，主骨生髓，其华在发，肝肾不足，精血亏虚，发失所养亦为本病主要原因。

三、诊断要点

1 头发脱落，呈圆形或不规则形，小如指甲，大如钱币或更大，少数全脱落。

2 局部皮肤无炎症，平滑光亮。

3 起病突然，无自觉症状，患者多在无意中发现。

4 病程缓慢，可持续数年或更久。

5 可发生于任何年龄，常在劳累，睡眠不足或有精神刺激后发生。

四、辨证论治

1. 辨证分型和治法

❶ 肝郁血瘀证

病程长，斑片样脱发，常伴有头痛、胸闷、胸胁胀痛、失眠多梦、善叹息、烦躁易怒。舌质紫暗或有瘀斑，舌下络脉粗大，苔白，脉弦细。

(治法：疏肝理气，活血化瘀。)

❷ 心脾气虚证

多在病后或产后头发呈片状脱落，并呈进行性加重，范围有小而大，毛发稀疏枯槁，触摸易落。伴唇白，心悸，气短懒言，倦怠乏力，夜寐多梦、失眠。舌淡，苔少，脉细。

(治法：补益心脾，养血安神。)

❸ 肝肾不足证

病程日久，平素头发焦黄或花白，发病时呈大片均匀脱落，甚者全身毛发脱落。常伴有腰背酸痛、头晕耳鸣、遗精、阳痿、口干。舌红少苔或无苔，脉沉细。

(治法：滋补肝肾，养血生发。)

2. 穴位埋线治疗

主穴　阿是穴（病痛局部或敏感反应点）。

配穴
○肝郁血瘀证：太冲、肝俞、阳陵泉（图13-3-2~图13-2-4）。
○心脾气虚证：心俞、脾俞、足三里、三阴交（图13-3-5~图13-3-8）。
○肝肾不足证：肝俞、肾俞、命门、太溪（图13-3-3、图13-3-9~图13-3-11）。

太冲（足厥阴肝经）

【定位】在足背侧，当第一、二跖骨间隙的后方凹陷处。

【解剖】有足背静脉网，第一跖背侧动脉；布有跖背神经。

【功效】清泻肝火，疏肝理气。

【主治】风瘙痒病，湿疮，牛皮癣，枯筋箭等。

【操作】直刺0.5～0.8寸。

图13-3-2　太冲 ▶

肝俞（属膀胱经，肝之背俞穴）

【定位】在背部，当第九胸椎棘突下，旁开1.5寸。

【解剖】位于背阔肌、最长肌和髂肋肌之间；有第九肋间动、静脉的分支，布有第九、十胸神经后支的皮支，深层为第九、十胸神经后支的肌支。

【功效】疏肝解郁，行气祛瘀。

【主治】风瘙痒病，鼾黑斑，粉刺，瘾疹等。

【操作】斜刺0.5～0.8寸。

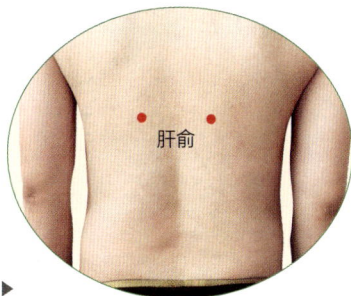

图13-3-3　肝俞 ▶

阳陵泉（足少阳胆经）

【定位】在小腿外侧，当腓骨小头前下方凹陷处。

【解剖】在腓骨长、短肌中；有膝下外侧动、静脉；当腓总神经分为腓浅神经及腓深神经处。

【功效】搜风，祛湿，通络。

【主治】蛇串疮，湿疮，风瘙痒，黧黑斑等。

【操作】直刺或斜向下刺1～1.5寸。

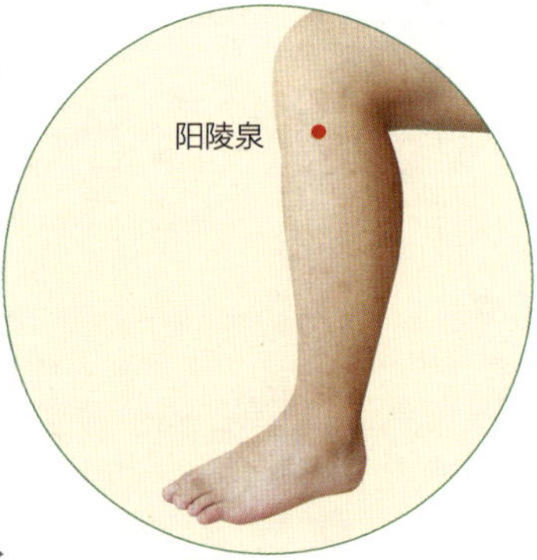

图13-3-4　阳陵泉 ▶

心俞（足太阳膀胱经；心之背俞穴）

【定位】在背部，当第五胸椎棘突下，旁开1.5寸。

【解剖】有斜方肌、菱形肌，深层为最长肌；有第五肋间动、静脉后支；布有第五、第六胸神经后支的皮支，深层为第五、第六胸神经后支外侧支。

【功效】活血散瘀，养血凝神。

【主治】粉刺，紫癜病，日晒伤，风瘙痒病，瘾疹，结缔组织病等。

【操作】斜刺0.5～0.8寸。

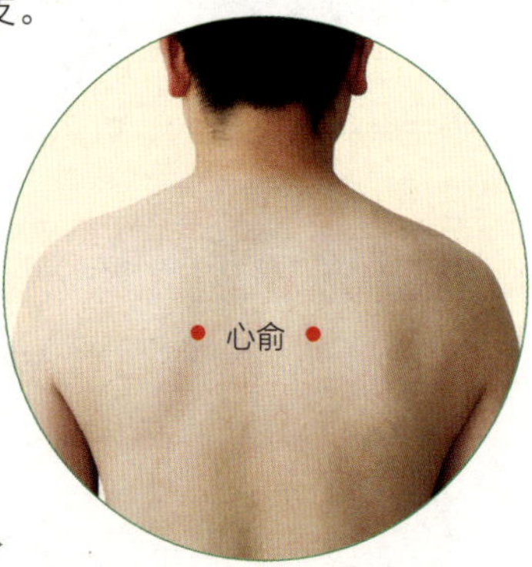

图13-3-5　心俞 ▶

脾俞（足太阳膀胱经）

【定位】在背部，当第十一胸椎棘突下，旁开1.5寸。

【解剖】在背阔肌，最长肌和髂肋肌之间；有第十一肋间动、静脉后支；布有第十一胸神经后支的皮支，深层为第十一胸神经后支肌支。

【功效】健脾利湿，驱邪散滞。

【主治】湿疮，风瘙痒，红蝴蝶疮，瘾疹等。

【操作】斜刺0.5~0.8寸。

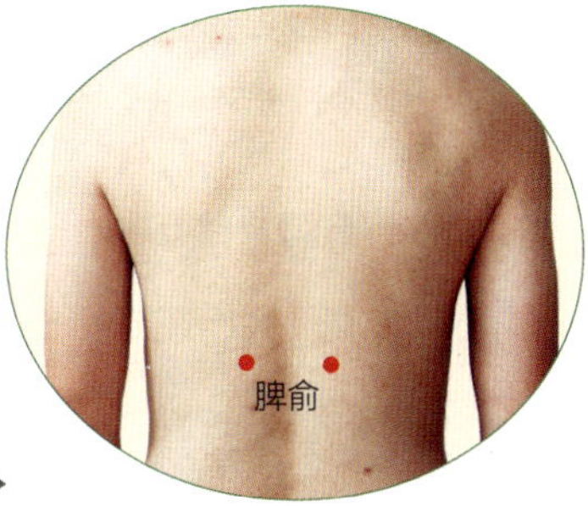

图13-3-6　脾俞 ▶

足三里（足阳明胃经合穴；胃下合穴）

【定位】在小腿前外侧，当犊鼻下3寸，距胫骨前缘一横指（中指）。

【解剖】穴区浅层有腓肠外侧皮神经分布；深层有腓深神经肌支和胫前动脉分布；小腿骨间膜深面有胫神经和胫后动脉经过并分布。

【功效】和胃通肠，祛痰导滞，健脾和胃，补中益气。

【主治】瘾疹，粉刺，天疱疮病，湿疮，牛皮癣，风瘙痒，白疕病等。

【操作】直刺1~2寸。

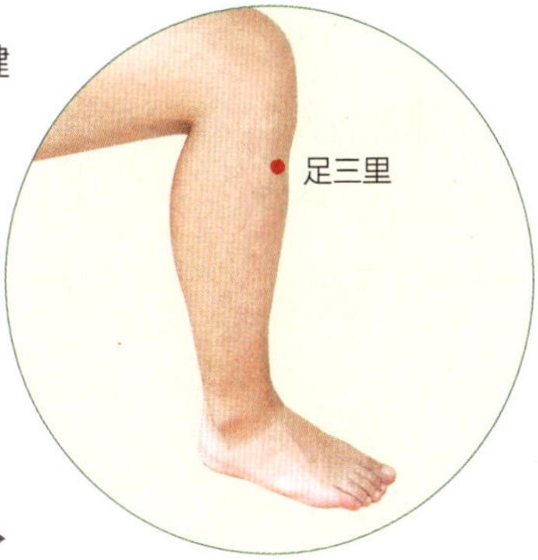

图13-3-7　足三里 ▶

三阴交（足太阴脾经）

【定位】内踝高点上3寸，胫骨内侧缘后方。

【解剖】在胫骨后缘和比目鱼肌之间，深层有屈趾长肌；有大隐静脉，胫后动、静脉；有小腿内侧皮神经，深层后方有胫神经。

【功效】活血祛瘀，疏肝健脾。

【主治】风瘙痒病，瘾疹，日晒伤，白疕病，结缔组织病，黧黑斑等。

【操作】直刺1~1.5寸。

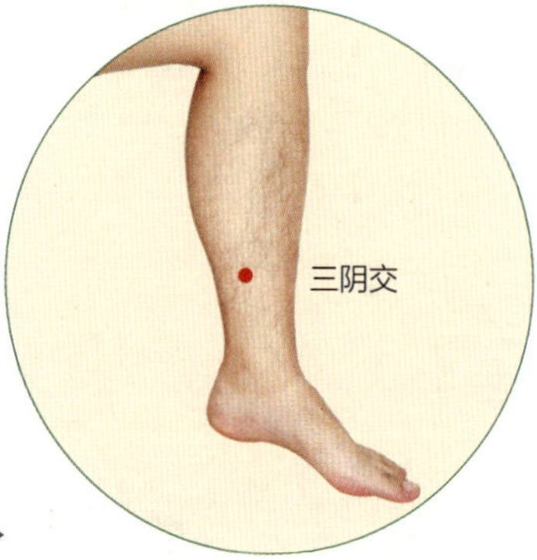

图13-3-8　三阴交 ▶

肾俞（足太阳膀胱经；肾之背俞穴）

【定位】在腰部，当第二腰椎棘突下，旁开1.5寸。

【解剖】在腰背筋膜，最长肌和髂肋肌之间：有第二腰动、静脉后支；布有第一腰神经后支的外侧支，深层为第一腰丛。

【功效】散寒祛湿，温阳固表。

【主治】红蝴蝶疮，湿疮，黧黑斑，瘾疹等。

【操作】直刺0.5~1寸。

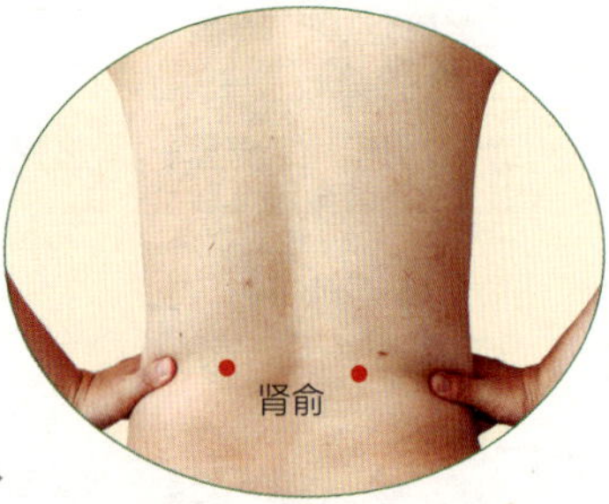

图13-3-9　肾俞 ▶

命门（督脉）

【定位】在腰部，当后正中线上，第二腰椎棘突下凹陷中。

【解剖】在腰背筋膜、棘上韧带及棘间韧带中；有腰动脉后支及棘突间静脉丛；布有腰神经后支内侧支。

【功效】温阳补肾，通督。

【主治】天疱疮病，红蝴蝶疮，瘾疹，风瘙痒病等。

【操作】直刺或向上斜刺0.5～1寸。

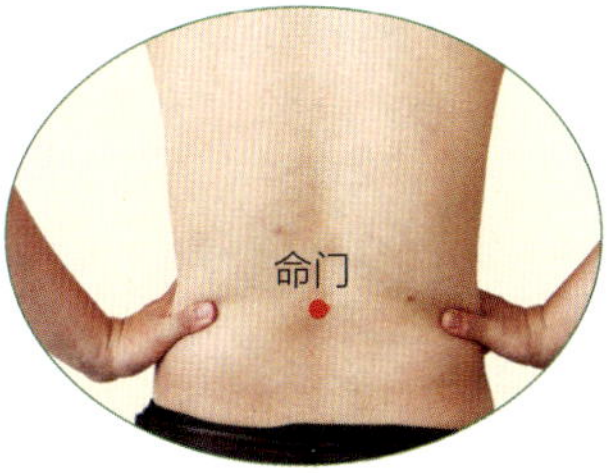

图13-3-10　命门

太溪（足少阴肾经）

【定位】在足内侧，内踝后方，当内踝高点与跟腱之间的凹陷处。

【解剖】前方有胫后动、静脉；布有小腿内侧皮神经，当胫神经之经过处。

【功效】补益肾气，舒筋活络。

【主治】红蝴蝶疮，油风，黧黑斑，风瘙痒等。

【操作】直刺0.5～0.8寸。

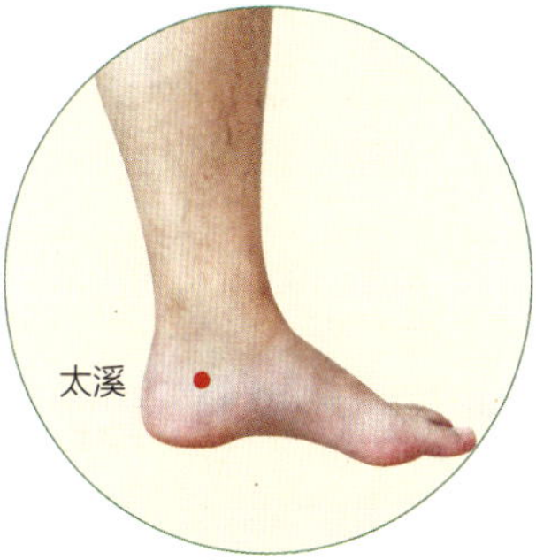

图13-3-11　太溪

3. 操作要点

油风病埋线所选的阿是穴（病痛局部或敏感反应点）位于头皮，血液循环丰富，头皮皮肤张力较大，在进针时要先清理影响进针的毛发，进针要选择距离脱发边缘0.5cm，根据皮损大小选择阿是穴个数，皮损四周各进一针，如皮损较大时，每个穴位之间间隔3cm左右为宜。严格局部消毒，选用7号埋线针，000号线，以平刺、斜刺进针法为主，进针要快，埋线长度以0.3～0.5cm为宜，出针后按压一分钟，以防止出血。其余穴按技法篇常规操作执行。每两周一次，三次为一个疗程。

可根据辨证分型配合梅花针、外涂药物等治疗。

五、按语

埋线治疗油风选阿是穴为主穴，取《灵枢·本脏》中所说："血和则经脉流行。"埋线的治疗在于改善局部血液循环，疏通经络，调和气血，养心调神。气血和则经脉通，血随气行内养脏腑、外荣肌肤以达到生发的目的。若患者以肝郁血瘀为主，选太冲、肝俞、阳陵泉以疏肝理气、调畅气机；若心脾气虚，又选心俞、脾俞、足三里、三阴交益心血，健脾气，"发为血之余"，气血充盈，头发自生；若肝肾不足，精血生化失源，又当选肝俞、肾俞、命门、太溪调补肝肾，乙癸同源，精血旺盛，毛发自生。

广东省乐昌市周秀莲医师以局部阿是穴为主穴加辨证选穴治疗油风获得满意疗效。

六、注意事项

- 阿是穴作为治疗油风的主穴，当以提皮平刺为主，若患者头皮紧绷者，可选择较细的埋线针。
- 埋线长度不宜超过0.3cm。
- 让患者充足睡眠，保持良好心态。
- 让患者平素多食黑芝麻、核桃、桑葚等药食两用之品。

第十四章 14 神经精神功能障碍性皮肤病

第一节　牛皮癣

一、定义

牛皮癣是一种患部皮肤状如牛项之皮，肥厚而且坚硬的慢性瘙痒性皮肤病。在中医古代文献中，因其好发于颈项部，称之为"摄领疮"；因其缠绵顽固，亦称为"顽癣"。本病相当于西医的神经性皮炎。

二、病因病机

本病初起为风湿热邪阻滞肌肤，以致营血失和，经气失疏，日久血虚风燥，肌肤失养，以致本病发生。再者情志郁闷，衣领拂着，搔抓，嗜食辛辣、醇酒、鱼腥发物等皆可诱发或使本病病情加重。

三、诊断要点

1 局限性好发于项部及骶尾部、四弯,而播散性分布较广泛,以头面、四肢、腰部为多见。

2 局部皮肤先有痒感,因搔抓局部出现发亮的扁平丘疹,并迅速融合发展为苔藓样变。

3 病变处通常无色素沉着,多对称分布、剧痒。

4 本病常呈慢性反复发作。

四、辨证论治

1. 辨证分型和治法

1 风湿蕴肤证(图14-1-1)

皮损成片,粗糙肥厚,阵发剧痒,并伴有部分皮损潮红、糜烂、湿润和血痂。舌红,苔薄黄或黄腻,脉濡缓。

(治法:疏风清热,利湿止痒。)

图14-1-1 风湿蕴肤证

2 肝郁化火证(图14-1-2)

皮疹色红,伴有心烦易怒,失眠多梦,头晕目眩,心悸,口苦咽干。舌尖红,脉弦数。

(治法:疏肝理气,清肝泻火。)

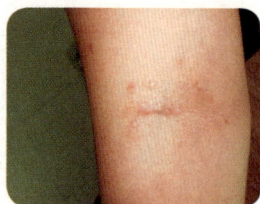

图14-1-2 肝郁化火证

❸ 血虚风燥证（图14-1-3）

皮损肥厚粗糙，瘙痒夜间尤甚，病程较长；可伴有头晕，心悸怔忡，气短乏力，妇女月经量过少等。舌质淡，苔薄白，脉细。

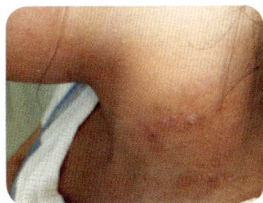

图14-1-3　血虚风燥证

治法：养血祛风，润燥止痒。

2. 穴位埋线治疗

主穴　曲池、委中、三阴交（图14-1-4～图14-1-6），皮损区阿是穴（病痛局部或敏感反应点）。

曲池（手阳明大肠经之合穴）

【定位】屈肘，成直角，当肘横纹外端与肱骨外上髁连线的中点。

【解剖】桡侧腕长伸肌起始部，肱桡肌的桡侧；有桡返动脉的分支；布有前臂背侧皮神经，内侧深层为桡神经本干。

【功效】祛风散邪，清热透表。

【主治】瘾疹，湿疮，牛皮癣，粉刺，风热疮，白癜风，顽湿聚结，白疕，紫癜病，酒渣鼻，风瘙痒等。

【操作】直刺1～1.5寸。

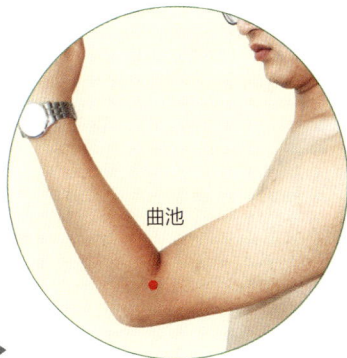

图14-1-4　曲池 ▶

委中（足太阳膀胱经）

【定位】在腘横纹中点，当股二头肌腱与半腱肌肌腱的中间。

【解剖】在腘窝正中，有腘筋膜；皮下有股腘静脉，深层内侧为腘静脉，最深层为腘动有股后皮神经，正当胫神经处。

【功效】清热解毒，活血祛瘀。

【主治】白疕病，丹毒，疖肿病，风瘙痒，湿疮等。

【操作】直刺1~1.5寸，点刺腘静脉出血。

图14-1-5　委中 ▶

三阴交（足太阴脾经）

【定位】内踝高点上3寸，胫骨内侧缘后方。

【解剖】在胫骨后缘和比目鱼肌之间，深层有屈趾长肌；有大隐静脉，胫后动、静脉；有小腿内侧皮神经，深层后方有胫神经。

【功效】活血祛瘀，疏肝健脾。

【主治】风瘙痒病，瘾疹，日晒伤，白疕病，结缔组织病，黧黑斑等。

【操作】直刺 1~1.5寸。

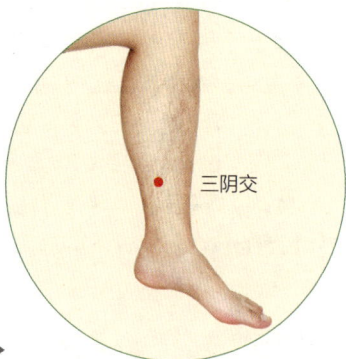

图14-1-6　三阴交 ▶

○风湿蕴肤证：大椎、合谷（图14-1-7，图14-1-8）。
○肝郁化火证：肝俞、侠溪（图14-1-9，图14-1-10）。
○血虚风燥证：膈俞、足三里、风市（图14-1-11～图14-1-13）。

大椎（属督脉，手足三阳与督脉之会）

【定位】后正中线上，第七颈椎棘突下凹陷中。

【解剖】有腰背筋膜，棘上韧带及棘间韧带；有第一肋间后动、静脉背侧支及棘突间静脉丛；布有第八颈神经后支。

【功效】驱邪解表，益气固表。

【主治】白疕病，粉刺，瘾疹，皮痹，黧黑斑，湿疮等。

【操作】向上斜刺0.5～1寸。

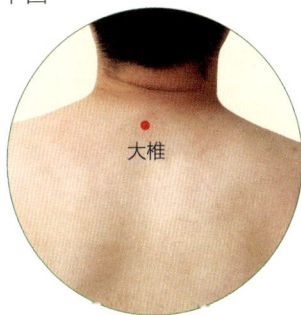

图14-1-7　大椎

合谷（手阳明大肠经）

【定位】手背，第一、二掌骨之间，约平第二掌骨中点处。

【解剖】在第一、二掌骨之间，第一骨间背侧肌中，深层有拇收肌横头；有手背静脉网，为头静脉的起部，腧穴近侧正当桡动脉从手背穿向手掌之处；布有桡神经浅支的掌背侧神经，深部有正中神经的指掌侧固有神经。

【功效】疏风解表，祛风散邪。

【主治】酒渣鼻，扁瘊，疥疮，瘾疹，疔肿，日晒疮，风瘙痒，白疕等。

【操作】直刺0.5～1寸。

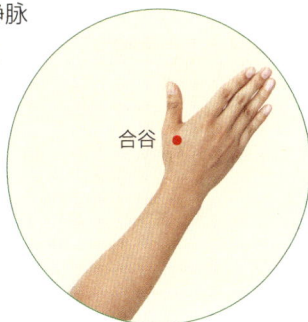

图14-1-8　合谷

肝俞（属膀胱经，肝之背俞穴）

【定位】在背部，当第九胸椎棘突下，旁开1.5寸。

【解剖】位于背阔肌、最长肌和髂肋肌之间；有第九肋间动、静脉的分支，布有第九、十胸神经后支的皮支，深层为第九、十胸神经后支的肌支。

【功效】疏肝解郁，行气祛瘀。

【主治】风瘙痒病，黧黑斑，粉刺，瘾疹等。

【操作】斜刺0.5～0.8寸。

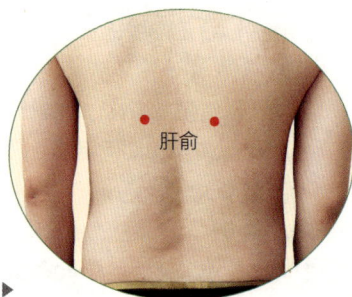

图14-1-9　肝俞 ▶

侠溪（足少阳胆经）

【定位】在足背外侧，当第四、五趾间，趾蹼缘后方赤白肉际处。

【解剖】有趾背侧动、静脉；布有足背中间皮神经之趾背侧神经。

【功效】泻热熄风。

【主治】蛇串疮，湿疮，红蝴蝶疮，黧黑斑等。

【操作】直刺或斜刺0.3～0.5寸。

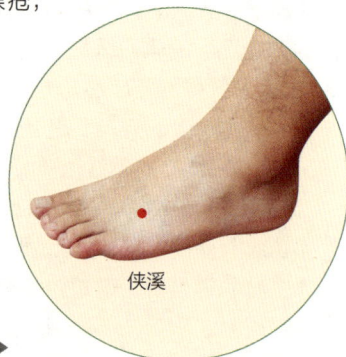

图14-1-10　侠溪 ▶

膈俞（属膀胱经；八会穴之血会）

【定位】在背部，当第七胸椎棘突下，旁开1.5寸。

【解剖】在斜方肌下缘，有背阔肌、最长肌；布有第七肋间动、静脉的分支；布有第七、八胸神经后支的内侧皮支，深层为第七、八胸神经后支的肌支。

【功效】活血祛风，宽胸理气，养血止血。

【主治】瘾疹，粉刺，湿疮，风瘙痒病，枯筋箭等。

【操作】向内斜刺0.5~0.8寸。

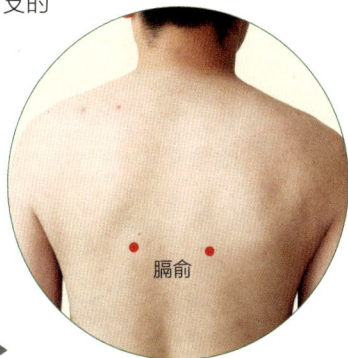

图14-1-11　膈俞 ▶

足三里（足阳明胃经合穴；胃下合穴）

【定位】在小腿前外侧，当犊鼻下3寸，距胫骨前缘一横指（中指）。

【解剖】穴区浅层有腓肠外侧皮神经分布；深层有腓深神经肌支和胫前动脉分布；小腿骨间膜深面有胫神经和胫后动脉经过并分布。

【功效】和胃通肠，祛痰导滞，健脾和胃，补中益气。

【主治】瘾疹，粉刺，天疱疮病，湿疮，牛皮癣，风瘙痒，白疕病等。

【操作】直刺1~2寸。

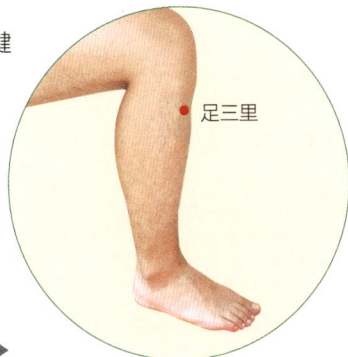

图14-1-12　足三里 ▶

风市（足少阳胆经）

【定位】在大腿外侧部的中线上，当腘横纹水平线上7寸。或直立垂手时，中指尖处。

【解剖】在阔筋膜下，股外侧肌中；有旋股外侧动、静脉肌支；布有股外侧皮神经，股神经肌支。

【功效】祛风散寒，强壮筋脉。

【主治】遍身瘙痒，瘾疹，瓜藤缠，紫癜病等。

【操作】直刺1～2寸。

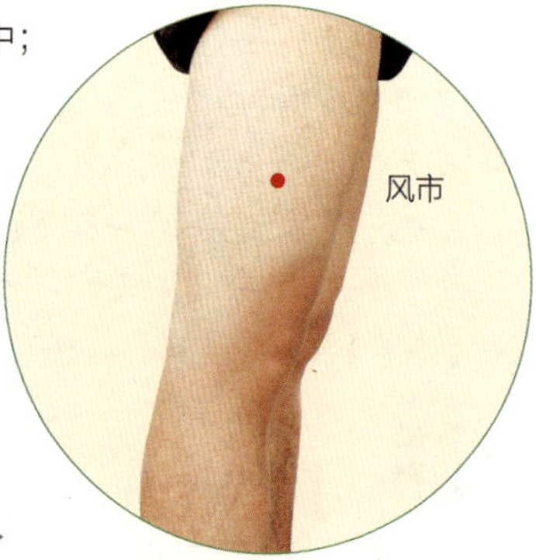

图14-1-13　风市 ▶

3. 操作要点

阿是穴的操作以斜刺、平刺为主，刺入皮下后推入埋线，其余穴按技法篇常规操作。侠溪穴进针时向足背斜刺，埋线长以0.3cm为宜；合谷直刺，埋线也以0.3cm为宜。肝郁化火证、风湿蕴肤证每周一次，血虚风燥证每两周一次，三次为一个疗程。

可根据辨证分型配合梅花针、中药封包等疗法。

五、按语

牛皮癣，总因情志不畅，肝郁化火，火热灼伤络脉，风湿热从络脉串于皮肤，瘙痒搔抓无度，皮如牛领之厚，同时情志抑郁，火热炽盛每每耗伤阴血，血虚风燥，络脉失养，埋线疗法选曲池、委中治标以消风湿热在浮络之患，大椎、合谷助曲池、委中泻浮络之风湿热邪；三阴交为三条阴经的交汇之处，养阴津而宁心神，羊肠线的慢性刺激使阴津足而心神宁，心神宁而瘙痒止。正如《灵枢·本脏》所说："血和则经脉流行。"肝俞、侠溪泻肝胆火旺，疏肝气郁滞；膈俞、足三里、风市疏通经络，调和气血，气血和则经脉通，血随气行内养脏腑、外荣肌肤以达到神清痒止。穴位埋线，既有针刺的机械刺激，又有持久柔和的"长效针感"效应。羊肠线作为一种异性蛋白，在体内逐渐软化吸收，对人体产生特异性刺激，类同组织疗法的过程，有增强机体免疫功能的效能，同时肠线刺激了穴位，又起到了疏通经络、调和气血的作用，从而达到治疗目的。

河南中医学院第三附属医院陈新等采用河南省名中医赵喜新教授独创的穴位埋线配合自血疗法治疗牛皮癣，临床效果满意。

六、注意事项

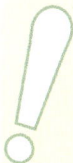

- 四肢末端的阿是穴埋羊肠线的长度一般不超过0.3cm。
- 皮损处有重要脏器、血管神经的阿是穴选取，应根据患者肌肤肥厚的不同，确定埋线针的深度，以免误伤内脏及血管神经。

第二节　顽湿聚结

一、定义

顽湿聚结（图14-2-1）是一种以皮肤结节损害、剧烈瘙痒为特征的慢性、炎症性、瘙痒性皮肤病。以皮肤结节损害，剧烈瘙痒为特征。古代文献亦称之为"马疥"。本病相当于西医的结节性痒疹。

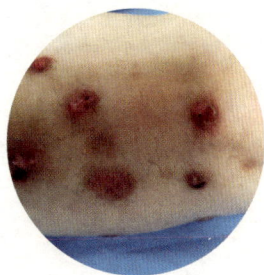

图14-2-1　顽湿聚结之血瘀风燥证 ▶

二、病因病机

本病多因体内蕴湿、兼感外邪风毒，或昆虫叮咬，毒汁内侵，湿邪内毒凝聚。经络阻隔，气血凝滞，形成结节而作痒。少数或因忧思郁怒，七情所伤，冲任不调，营血不足，脉络瘀阻，肌肤失养所致。

三、诊断要点

❶　多见于中老年，又以妇女多见。

② 好发于四肢伸侧，且小腿伸侧最为常见。

③ 典型皮损为疣状结节性损害，周围皮肤有色素沉着或增厚，成苔藓样变。且结节一般不相融合，孤立存在。

④ 自觉剧烈瘙痒，夜间及精神紧张尤甚。

⑤ 可伴有昆虫叮咬史。

四、辨证论治

1. 辨证分型和治法

❶ 风湿郁热证

见于发病早期。以淡红色风团丘疹为主，剧烈瘙痒，较多抓痕、血痂或水疱、脓疱；伴纳呆，大便稀溏，小便黄。舌红苔黄，脉数。

> 治法：清热除湿，祛风止痒。

❷ 血瘀风燥证

见于发病中后期。皮疹反复发作，皮肤干燥粗糙，色素沉着，苔藓样变或有硬实小结节；伴大便干结。舌红苔薄黄，或舌暗红少苔或有瘀点，脉细数。

> 治法：养血活血，祛风止痒。

2. 穴位埋线治疗

主穴 百虫窝、丰隆、膈俞、血海、阴陵泉（图14-2-2~图14-2-6）。

百虫窝（经外奇穴）

【定位】 正坐位，屈膝，从膝盖向上四指宽，并向腿内侧约一拇指宽处。

【解剖】 在股内侧肌中。有股动、静脉分支；布有股神经前皮支，深层有股神经肌支。

【功效】 祛风活血，驱虫止痒。

【主治】 风瘙痒，瘾疹，湿疮，绣球风，下部生疮等。

【操作】 直刺0.8~1.2寸，或向膝盖方向斜刺1.5~2.5寸。

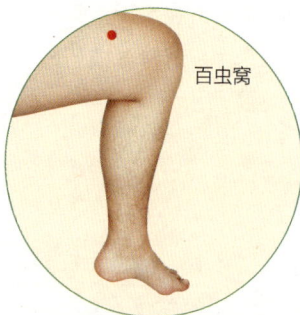

图14-2-2　百虫窝

丰隆（足阳明胃经的络穴）

【定位】 小腿前外侧，外踝尖上8寸，条口穴外1寸，距胫骨前嵴外二横指。

【解剖】 在趾长伸肌外侧和腓骨短肌之间；有胫前动脉分支；当腓浅神经处。

【功效】 祛湿化痰、通经活络、补益气血。

【主治】 风瘙痒病，顽湿聚结，粉刺等。

【操作】 直刺1~1.5寸。

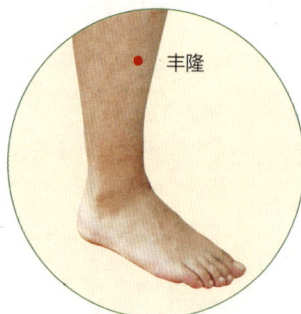

图14-2-3　丰隆穴

膈俞（属膀胱经；八会穴之血会）

【定位】在背部，当第七胸椎棘突下，旁开1.5寸。

【解剖】在斜方肌下缘，有背阔肌、最长肌；布有第七肋间动、静脉的分支；布有第七、八胸神经后支的内侧皮支，深层为第七、八胸神经后支的肌支。

【功效】活血祛风，宽胸理气，养血止血。

【主治】瘾疹，粉刺，湿疮，风瘙痒病，枯筋箭等。

【操作】向内斜刺0.5～0.8寸。

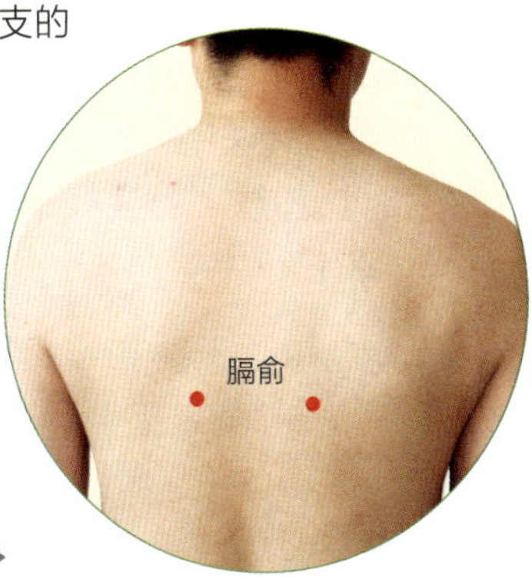

图14-2-4　膈俞 ▶

血海（足太阴脾经）

【定位】髌骨内侧上缘2寸。

【解剖】在股骨内上髁上缘，股内侧肌中间；有股动、静脉肌支；布有股前皮神经及股神经肌支。

【功效】养血祛风。

【主治】瘾疹、湿疹、丹毒、皮肤瘙痒、神经性皮炎。

【操作】直刺1～1.5寸。

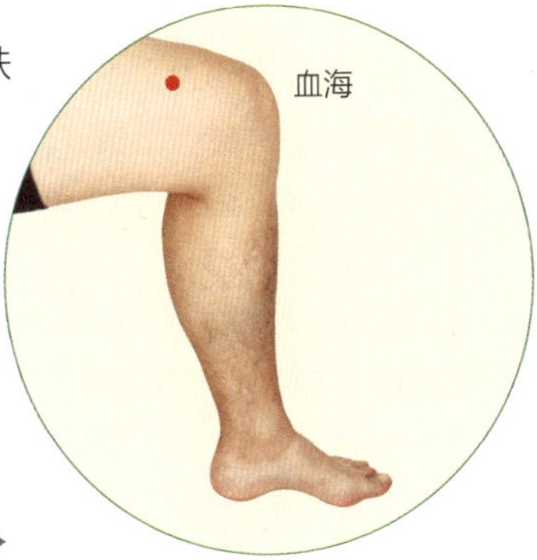

图14-2-5　血海 ▶

阴陵泉（足太阴脾经合穴）

【定位】小腿内侧，当胫骨内侧髁后下方凹陷处。

【解剖】在胫骨后缘与腓肠肌之间，比目鱼肌起点上；前方有大隐静脉、膝最上动脉，最深层有胫后动、静脉；布有小腿内侧皮神经本干，最深层有胫神经。

【功效】清热利湿。

【主治】湿疮，瘾疹，牛皮癣，疥疮，结缔组织病等。

【操作】直刺1~2寸。

图14-2-6　阴陵泉 ▶

配穴 ○血瘀风燥证：肝俞、足五里、关元（图14-2-7~图14-2-9）。　○风湿蕴肤证：大横、足三里、水道（图14-2-10~图14-2-12）。

肝俞（属膀胱经，肝之背俞穴）

【定位】在背部，当第九胸椎棘突下，旁开1.5寸。

【解剖】位于背阔肌、最长肌和髂肋肌之间；有第九肋间动、静脉的分支，布有第九、十胸神经后支的皮支，深层为第九、十胸神经后支的肌支。

【功效】疏肝解郁，行气祛瘀。

【主治】风瘙痒病，黧黑斑，粉刺，瘾疹等。

【操作】斜刺0.5~0.8寸。

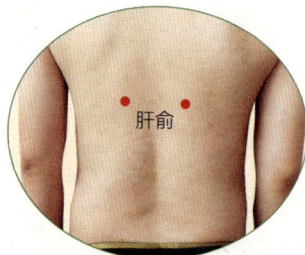

图14-2-7　肝俞 ▶

足五里（足厥阴肝经）

【定位】在大腿内侧，曲骨穴旁开2寸，直下3寸。

【解剖】在耻内结节下方，有长收肌，其下为短收肌；有股内侧动脉浅支，布有闭孔神经的浅支和深支。

【功效】清热除湿，熄风止痒。

【主治】绣球风，牛皮癣，风瘙痒病等。

【操作】直刺0.5~2寸。

图14-2-8　足五里 ▶

关元（任脉，小肠募穴）

【定位】在下腹部，前正中线上，当脐中下3寸。

【解剖】布有第十二肋间神经的前皮支的内侧支，腹壁浅动、静脉分支和腹壁下动、静脉分支。

【功效】补肾固本，调气回阳，消积散滞。

【主治】湿疮，瘾疹，紫癜病，天疱疮病，红蝴蝶疮，风瘙痒病等。

【操作】直刺1~1.5寸。

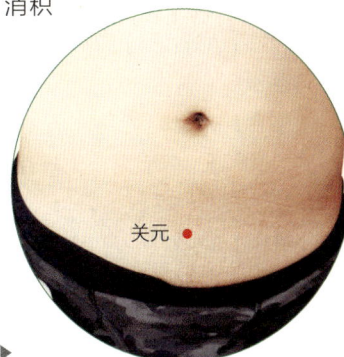

图14-2-9　关元 ▶

大横（足太阴脾经）

【定位】脐中旁开4寸。

【解剖】在腹外斜肌肌部及腹横肌肌部；布有第十一肋间动、静脉；布有第十二肋间神经。

【功效】健脾利湿，散结止痒。

【主治】顽湿聚结，枯筋箭，湿疮，牛皮癣等。

【操作】直刺1~2寸。

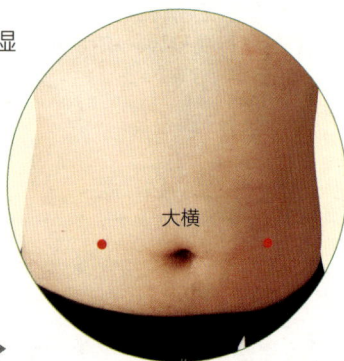

图14-2-10　大横 ▶

足三里（足阳明胃经合穴；胃下合穴）

【定位】在小腿前外侧，当犊鼻下3寸，距胫骨前缘一横指（中指）。

【解剖】穴区浅层有腓肠外侧皮神经分布；深层有腓深神经肌支和胫前动脉分布；小腿骨间膜深面有胫神经和胫后动脉经过并分布。

【功效】和胃通肠，祛痰导滞，健脾和胃，补中益气。

【主治】瘾疹，粉刺，天疱疮病，湿疮，牛皮癣，风瘙痒，白疕病等。

【操作】直刺1~2寸。

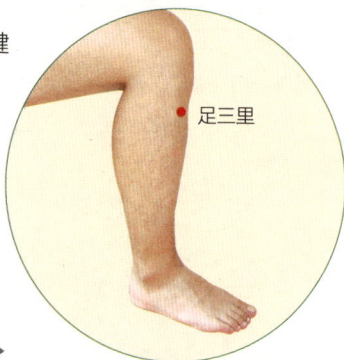

图14-1-11　足三里 ▶

水道（足阳明胃经）

【定位】脐下3寸，前正中线旁开2寸。
【解剖】当腹直肌及其鞘处；有第十二肋间动、静脉分支，外侧为腹壁下动、静脉；布有第十二肋间神经（内部为小肠）。
【功效】清湿热，利水道。
【主治】顽湿聚结，湿疮，红蝴蝶疮，天疱疮病等。
【操作】直刺1～1.5寸。

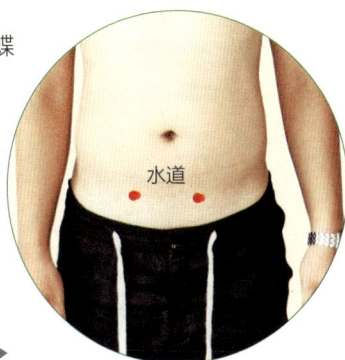

图14-2-12　水道 ▶

3. 操作要点

百虫窝是经外奇穴，在股前区，髌底内侧端上3寸，当脾经血海上1寸处取之，左右计2处，在常规技法的基础上，《针灸集成》提出："针入二寸半。"其余穴位按常规方法操作。两周一次，三次为一个疗程。

可根据辨证分型选择火针以及赵炳南黑布拔膏疗法。

五、按语

《医宗金鉴·外科心法要诀》"……疮形如粟粒，其色红，搔之俞痒。"《诸病源候论》："马疥者，皮肉隐嶙起作根，搔之不知痛。"均为顽湿聚结的经典描述。顽湿聚结为皮肤疾病中疗程较长的疾病，埋线吸收过程缓慢，治疗效果持续，是治疗顽湿聚结的重要治疗手段，百虫窝是经外奇穴，别名血郗，出自《针灸大成》，主治虫积，风湿痒疹，下部生疮，具有驱虫止痒、活血祛风的功效。丰隆散结化痰，治疗顽湿聚结理当首选，顽湿积聚必有郁滞，膈俞、血海活血散血，配合丰隆理气血、化郁结；顽湿聚结总因脾胃不和，湿毒内滞，选脾经合穴阴陵泉醒脾气、化湿浊；四穴配伍健脾气，化湿浊，调气机，化郁滞。若以血瘀为主者，肝俞、足五里、关元以调畅气机，和气血；湿毒内盛者，大横、足三里、水道以健脾气，除湿降浊，配合主穴，增强疗效。临床也有不少学者，根据发病部位来选用配穴，发于上肢者，配用曲池、外关、合谷、中渚；发于下肢者，配用风市、阴陵泉、足三里、足临泣。可根据埋线次数多少临时加减选择，以增强患者的依从性。

六、注意事项

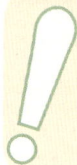

- 忌搔抓，防感染。
- 防蚊虫叮咬。
- 埋线次数较多者，注意更替配穴，以增强患者依从性。

第三节　风瘙痒病

一、定义

风瘙痒（图14-3-1）是一种无原发性皮肤损害，仅以皮肤瘙痒为临床表现的皮肤病。临床上一般分为局限性和泛发性两种，局限性以阴部、肛门周围多见，泛发性可泛发全身。中医学又称之为"痒风""血风疮"等。本病相当于西医的皮肤瘙痒症。

二、病因病机

本病可由多种内外因素所致。凡禀赋不耐，素体血热，外感风邪侵袭；久病体虚，气血不足，血虚生风；饮食及情志失调；皮毛、羽绒等衣物接触、摩擦等原因均可导致本病的发生。

三、诊断要点

1 无原发性皮肤损害。	**2** 全身性或局限性阵发性剧烈瘙痒，夜间尤甚。

3 患处可出现继发性皮肤损害，如抓痕、血痂、色素沉着以及皮肤肥厚粗糙甚至苔藓样变等。

4 慢性病程，部分患者与季节气候变化、精神紧张、饮食刺激、衣物摩擦等关系明显。

5 长期顽固性瘙痒患者，应作进一步全身检查，注意排除肿瘤、糖尿病等疾病。

四、辨证论治

1. 辨证分型和治法

❶ 风热血热证

病属新起，一般以青年患者多见，皮肤瘙痒剧烈，遇热加重，皮肤抓破后有血痂；伴心烦，口渴，便干，溲赤。舌质红，舌苔薄黄，脉浮数。

治法：疏风清热，凉血止痒。

❷ 湿热内蕴证

瘙痒不止，抓破后滋水淋漓，继发感染或湿疹样变；伴口干口苦，胸胁胀满，胃纳不香，大便燥结，小便黄赤。舌质红，舌苔黄腻，脉滑数或弦数。

治法：清热利湿止痒。

❸ 血虚肝旺证

病程日久，以老年患者多见，皮肤干燥，可有脱屑，抓破后血痕累累；伴头晕眼花，失眠多梦。舌质红，舌苔薄，脉细数或弦数。

治法：养血润燥，祛风止痒。

2. 穴位埋线治疗

主穴 百虫窝、血海、膈俞、心俞（图14-3-1～图14-3-4）。

百虫窝（经外奇穴）

【定位】正坐位，屈膝，从膝盖向上四指宽，并向腿内侧约一拇指宽处。

【解剖】在股内侧肌中。有股动，静脉分支；布有股神经前皮支，深层有股神经肌支。

【功效】祛风活血，驱虫止痒。

【主治】风瘙痒，瘾疹，湿疮，绣球风，下部生疮等。

【操作】直刺0.8～1.2寸，或向膝盖方向斜刺1.5～2.5寸

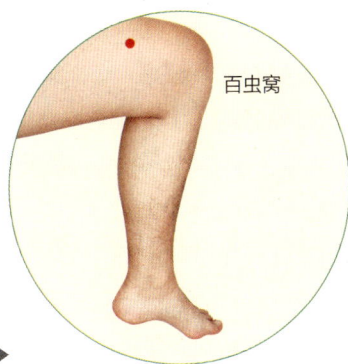

图14-3-1 百虫窝 ▶

血海（足太阴脾经）

【定位】髌骨内侧上缘2寸。

【解剖】在股骨内上髁上缘，股内侧肌中间；有股动、静脉肌支；布有股前皮神经及股神经肌支。

【功效】养血祛风。

【主治】瘾疹、湿疹、丹毒、皮肤瘙痒、神经性皮炎。

【操作】直刺1~1.5寸。

图14-3-2　血海 ▶

膈俞（属膀胱经；八会穴之血会）

【定位】在背部，当第七胸椎棘突下，旁开1.5寸。

【解剖】在斜方肌下缘，有背阔肌、最长肌；布有第七肋间动、静脉的分支；布有第七、八胸神经后支的内侧皮支，深层为第七、八胸神经后支的肌支。

【功效】活血祛风，宽胸理气，养血止血。

【主治】瘾疹，粉刺，湿疮，风瘙痒病，枯筋箭等。

【操作】向内斜刺0.5~0.8寸。

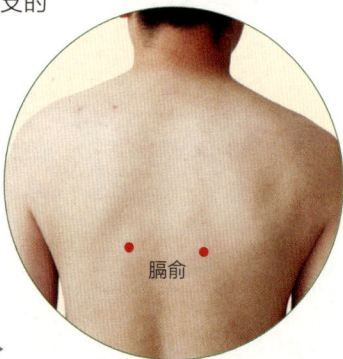

图14-3-3　膈俞 ▶

心俞（足太阳膀胱经；心之背俞穴）

【定位】在背部，当第五胸椎棘突下，旁开1.5寸。

【解剖】有斜方肌、菱形肌，深层为最长肌；有第五肋间动、静脉后支；布有第五、第六胸神经后支的皮支，深层为第五、第六胸神经后支外侧支。

【功效】活血散瘀，养血凝神。

【主治】粉刺，紫癜病，日晒伤，风瘙痒病，瘾疹，结缔组织病等。

【操作】斜刺0.5～0.8寸。

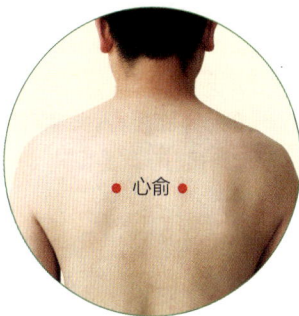

图14-3-4　心俞

3. 操作要点

配穴
- 风热血热证：风门、曲池、合谷（图14-3-5～图14-3-7）。
- 湿热内蕴证：天枢、足三里、丰隆（图14-3-8～图14-3-10）。
- 血虚肝旺证：三阴交、太冲、风市（图14-3-11～图14-3-13）。

风门（足太阳膀胱经）

【定位】在背部，当第二胸椎棘突下，旁开1.5寸。

【解剖】有斜方肌，菱形肌，上后锯肌，深层为最肌；有第二肋间动、静脉后支；布有二、三胸神经后支的皮支，深层为第三胸神经后支外侧支。

【功效】疏风清热，宣肺散邪，温阳固卫。

【主治】瘾疹，疖肿病，疔疮，风瘙痒，皮痹，油风，面游风等。

【操作】斜刺0.5～0.8寸。

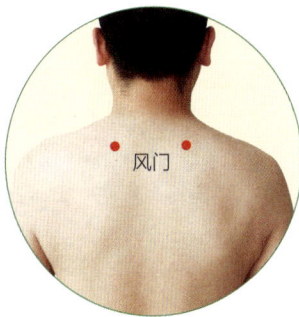

图14-3-5　风门

曲池（手阳明大肠经之合穴）

【定位】屈肘，成直角，当肘横纹外端与肱骨外上髁连线的中点。

【解剖】桡侧腕长伸肌起始部，肱桡肌的桡侧；有桡返动脉的分支；布有前臂背侧皮神经，内侧深层为桡神经本干。

【功效】祛风散邪，清热透表。

【主治】瘾疹，湿疮，牛皮癣，粉刺，风热疮，白癜风，顽湿聚结，白疕，紫癜病，酒渣鼻，风瘙痒等。

【操作】直刺1~1.5寸。

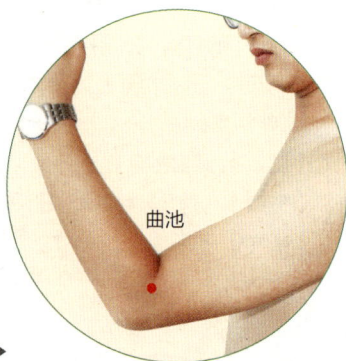

图14-3-6　曲池 ▶

合谷（手阳明大肠经）

【定位】手背，第一、二掌骨之间，约平第二掌骨中点处。

【解剖】在第一、二掌骨之间，第一骨间背侧肌中，深层有拇收肌横头；有手背静脉网，为头静脉的起部，腧穴近侧正当桡动脉从手背穿向手掌之处；布有桡神经浅支的掌背侧神经，深部有正中神经的指掌侧固有神经。

【功效】疏风解表，祛风散邪。

【主治】酒渣鼻，扁瘊，疖疮，瘾疹，疖肿，日晒疮，风瘙痒，白疕等。

【操作】直刺0.5~1寸。

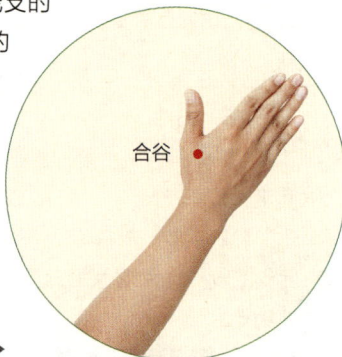

图14-3-7　合谷 ▶

天枢（足阳明胃经）

【定位】脐旁2寸。

【解剖】当腹直肌及其鞘处；有第九肋间动、静脉分支及腹壁下动、静脉分支；布有第十肋间神经分支（内部为小肠）。

【功效】清热导滞。

【主治】瘾疹（腹型），皮痹，湿疮，红蝴蝶疮，狐惑等。

【操作】直刺1~1.5寸。

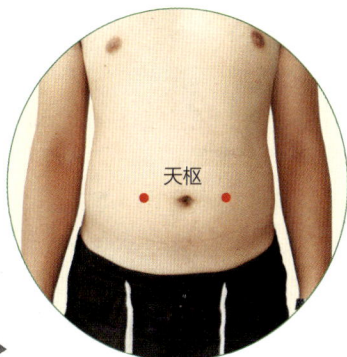

图14-3-8　天枢 ▶

足三里（足阳明胃经合穴；胃下合穴）

【定位】在小腿前外侧，当犊鼻下3寸，距胫骨前缘一横指（中指）。

【解剖】穴区浅层有腓肠外侧皮神经分布；深层有腓深神经肌支和胫前动脉分布；小腿骨间膜深面有胫神经和胫后动脉经过并分布。

【功效】和胃通肠，祛痰导滞，健脾和胃，补中益气。

【主治】瘾疹，粉刺，天疱疮病，湿疮，牛皮癣，风瘙痒，白疕病等。

【操作】直刺1~2寸。

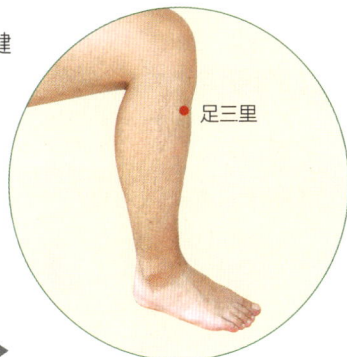

图14-3-9　足三里 ▶

丰隆（足阳明胃经的络穴）

【定位】小腿前外侧，外踝尖上8寸，条口穴外1寸，距胫骨前嵴外二横指。

【解剖】在趾长伸肌外侧和腓骨短肌之间；有胫前动脉分支；当腓浅神经处。

【功效】祛湿化痰、通经活络、补益气血。

【主治】风瘙痒病，顽湿聚结，粉刺等。

【操作】直刺1~1.5寸。

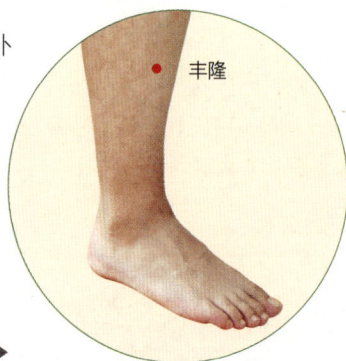

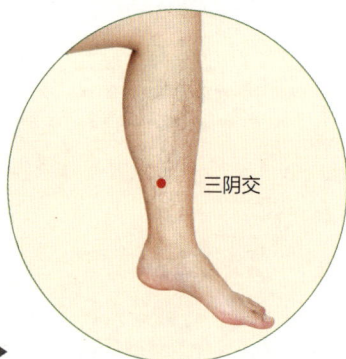

图14-3-10 丰隆 ▶

三阴交（足太阴脾经）

【定位】内踝高点上3寸，胫骨内侧缘后方。

【解剖】在胫骨后缘和比目鱼肌之间，深层有屈趾长肌；有大隐静脉，胫后动、静脉；有小腿内侧皮神经，深层后方有胫神经。

【功效】活血祛瘀，疏肝健脾。

【主治】风瘙痒病，瘾疹，日晒伤，白疕病，结缔组织病，黧黑斑等。

【操作】直刺1~1.5寸。

图14-3-11 三阴交 ▶

太冲（足厥阴肝经）

【定位】在足背侧，当第一、二跖骨间隙的后方凹陷处。

【解剖】有足背静脉网，第一跖背侧动脉；布有跖背神经。

【功效】清泻肝火，疏肝理气。

【主治】风瘙痒病，湿疮，牛皮癣，枯筋箭等。

【操作】直刺0.5～0.8寸。

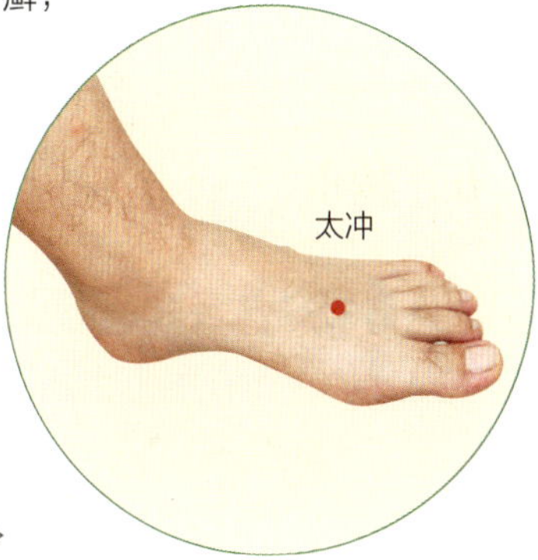

图14-3-12 太冲 ▶

风市（足少阳胆经）

【定位】在大腿外侧部的中线上，当腘横纹水平线上7寸。或直立垂手时，中指尖处。

【解剖】在阔筋膜下，股外侧肌中；有旋股外侧动、静脉肌支；布有股外侧皮神经，股神经肌支。

【功效】祛风散寒，强壮筋脉。

【主治】遍身瘙痒，瘾疹，瓜藤缠，紫癜病等。

【操作】直刺1～2寸。

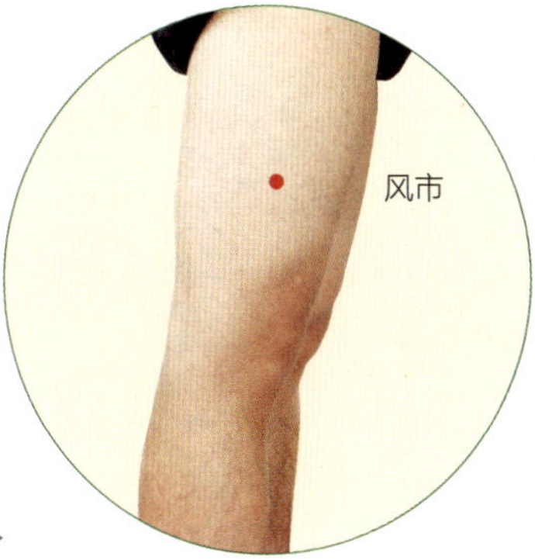

图14-3-13 风市 ▶

百虫窝的操作方法见顽湿聚结篇。风门穴在背部，当第二胸椎棘突下，旁开1.5寸，此穴需朝向脊柱方向斜刺，埋线长度以0.3cm为宜，不可深刺，以防造成气胸。其余穴位按技法篇操作。每周一次，三次为一个疗程。

可根据辨证分型配合药浴、淀粉浴等方法。

五、按语

百虫窝为经外奇穴，首见于《针灸大成》，主治虫积、风湿痒疹、下部生疮，具有驱虫止痒、活血祛风的功效，《针灸集成》中又称为血郄，风瘙痒病以痒为主，百虫窝是止痒的圣穴。就穴位的位置来讲，也有学者认为百虫窝与血海同为一穴，我们在埋线时所取百虫窝为股前区，髌底内侧端上3寸，当脾经血海上1寸处，此处将百虫窝、血海同时作为主穴，临床具体操作时两穴可选其中之一，也可同时选用。"诸痛痒疮，皆属于心"，瘙痒难忍取心俞、膈俞宁心安神而止痒；风热血热时，加风门、曲池、合谷均是疏风止痒的要穴，《会元针灸学》指出"风门者，风所出入之门也"，风盛必痒，与主穴相配，风热去而痒自止；湿热内蕴时，加天枢、丰隆、足三里健脾祛湿止痒；肝血不足，风自内生，加三阴交、太冲、风市滋肝肾，熄内风，配主穴以愈病。

河南平顶山民间医生朱俊岭采用埋线疗法治疗风瘙痒病76例，有效率达到94%。

六、注意事项

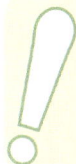

- 避免搔抓，忌用碱性溶液洗剂、热水烫洗，注意保湿。
- 穿宽松、纯棉、浅色内衣，以免刺激，引起瘙痒。
- 饮食清洁，忌食辛辣刺激等发物。

第十五章 大疱性皮肤病

天疱疮

一、定义

> 天疱疮是一种慢性、复发性预后不良的严重的大疱性皮肤病。其特征为在外观正常的皮肤和黏膜上出现松弛性大疱，尼氏征阳性，病情严重，可危及生命。相当于西医的天疱疮。

二、病因病机

本病因心火妄动，脾湿内蕴，复感风热暑湿之邪，致使火邪犯肺，内不得疏泄，熏蒸不解，外袭皮肤而发；或因湿热内蕴，日久化燥，耗气伤津，致使气津两伤。因此本病的发生尽管与脾、心、肺、肾有关，其主要原因在于脾虚湿热蕴积肌肤所致，由湿、热、毒三邪致病。

三、诊断要点

1 好发于成年人，30~50岁发病者占半数，男女之比无明显差异。

2 可累及全身各部位，以躯干、头面部与四肢近端为突出，可以累及口、鼻、眼、外生殖器、肛门等部位。

3 在正常皮肤黏膜或红斑基础上出现大疱，疱壁松弛，容易溃破结痂，尼氏征阳性，皮损愈合后不留瘢痕。

4 自觉皮损部位瘙痒、灼痛，可伴有发热不适等全身症状。

5 病情迁延，反复发作，长期不愈。

6 组织病理学检查：表皮内棘细胞间水肿，形成裂隙与水疱，水疱内见棘层松解细胞。

7 直接免疫荧光检查：早期皮损棘细胞间可见补体和免疫球蛋白沉积，主要是IgG，少数为IgM和IgA。

8 间接免疫荧光检查：大部分活动期患者血液中可检测到抗棘细胞间的循环IgG抗体，抗体的滴度与病情活动的严重程度常相关。

四、辨证论治

1. 辨证分型和治法

1 热毒炽盛证

发病急骤，水疱迅速扩展、增多，糜烂面鲜红，灼热痒痛；伴身热口渴，烦躁不安，便干溲赤；舌质红绛，苔黄，脉滑数。

治法：清热解毒，凉血清营。

❷ 心火脾湿证（图15-1-1）

燎浆水疱，新起不断，疱壁松弛，水疱易破，疮面色红，口腔糜烂；伴心烦口干，小便短赤，纳呆腹胀；舌质红，苔黄腻，脉濡数。

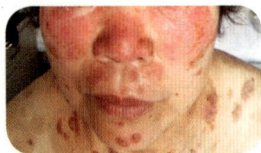

图15-1-1　心火脾湿证

治法：泻心火，解热毒，健脾除湿。

❸ 脾虚湿蕴证（图15-1-2）

水疱疱壁松弛，潮红不著，或结痂较厚，不易脱落；伴口渴不欲饮，或恶心欲吐，倦怠乏力，腹胀便溏；舌淡胖，苔白腻，脉沉缓。

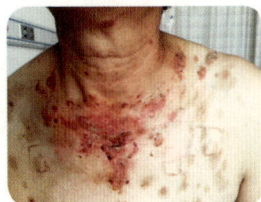

图15-1-2　脾虚湿蕴证

治法：健脾除湿，清除余热。

❹ 气阴两伤证（图15-1-3）

病程较长，已无新疱，疱干结痂，干燥脱落，瘙痒入夜尤甚，或遍体层层脱屑，状如落叶；伴口咽干燥，五心烦热，气短懒言，神疲无力；舌质淡红，苔少或花剥，脉沉细数。

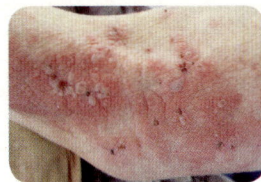

图15-1-3　气阴两虚证

治法：益气养阴，清解余毒。

2. 穴位埋线治疗

主穴 曲泽、心俞、委中、膈俞（图15-1-4～图15-1-7）。

曲泽（手厥阴心包经）

【定位】肘横纹中，当肱二头肌腱的尺侧。

【解剖】在肱二头肌腱的尺侧；当肱动、静脉处；布有正中神经的本干。

【功效】清热凉血，解毒祛瘀。

【主治】疔肿病，瘾疹，白疕病，天疱疮病，风瘙痒病等。

【操作】直刺0.8～1寸，或者用三棱针刺血。

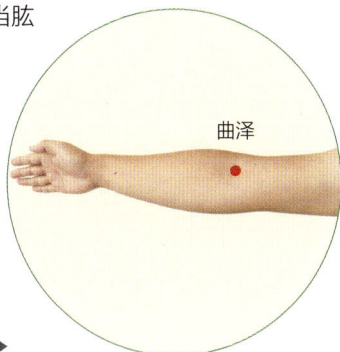

图15-1-4　曲泽 ▶

心俞（足太阳膀胱经；心之背俞穴）

【定位】在背部，当第五胸椎棘突下，旁开1.5寸。

【解剖】有斜方肌、菱形肌，深层为最长肌；有第五肋间动、静脉后支；布有第五、第六胸神经后支的皮支，深层为第五、第六胸神经后支外侧支。

【功效】活血散瘀，养血凝神。

【主治】粉刺，紫癜病，日晒伤，风瘙痒病，瘾疹，结缔组织病等。

【操作】斜刺0.5～0.8寸。

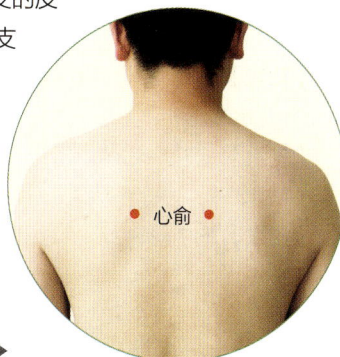

图15-1-5　心俞 ▶

委中（足太阳膀胱经）

【定位】在腘横纹中点，当股二头肌腱与半腱肌肌腱的中间。

【解剖】在腘窝正中，有腘筋膜；皮下有股腘静脉，深层内侧为腘静脉，最深层为腘动有股后皮神经，正当胫神经处。

【功效】清热解毒，活血祛瘀。

【主治】白疕病，丹毒，疖肿病，风瘙痒，湿疮等。

【操作】直刺1~1.5寸，点刺腘静脉出血。

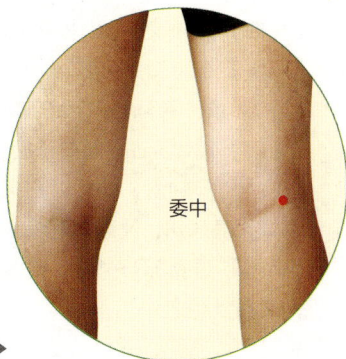

图15-1-6 委中 ▶

膈俞（属膀胱经；八会穴之血会）

【定位】在背部，当第七胸椎棘突下，旁开1.5寸。

【解剖】在斜方肌下缘，有背阔肌、最长肌；布有第七肋间动、静脉的分支；布有第七、八胸神经后支的内侧皮支，深层为第七、八胸神经后支的肌支。

【功效】活血祛风，宽胸理气，养血止血。

【主治】瘾疹，粉刺，湿疮，风瘙痒病，枯筋箭等。

【操作】向内斜刺0.5~0.8寸。

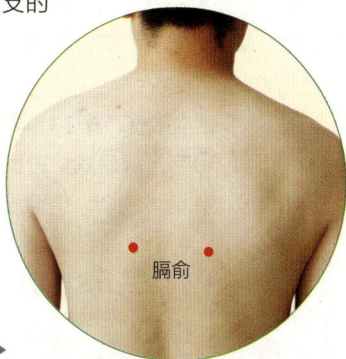

图15-1-7 膈俞 ▶

○热毒炽盛、心火脾湿证：支正、飞扬（图15-1-8，图15-1-9）。

○脾虚湿蕴证：脾俞、阴陵泉、足三里（图15-1-10~图15-1-12）。

○气阴两伤证：气海、肾俞、血海（图15-1-13~图15-1-15）。

配穴

支正（手太阳小肠经）

【定位】在阳谷穴与小海穴的连线上，阳谷穴上5寸。

【解剖】在尺骨背面，尺侧腕伸肌的尺侧缘；布有骨间背侧动、静脉；布有前臂内侧皮神经分支。

【功效】清热解表，凝神定志，通经活络。

【主治】天疱疮病，红蝴蝶疮等。

【操作】直刺或斜刺0.5~0.8寸。

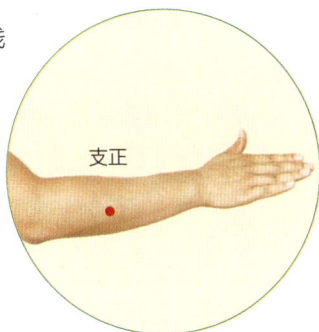

图15-1-8　支正

飞扬（足太阳膀胱经）

【定位】在小腿后面，外踝后，昆仑穴直上7寸，承山穴外下方。

【解剖】有腓肠肌及比目鱼肌；布有腓肠外侧皮神经。

【功效】泻火解毒，清热安神。

【主治】天疱疮病，蛇串疮，粉刺，油风等。

【操作】直刺1~1.5寸。

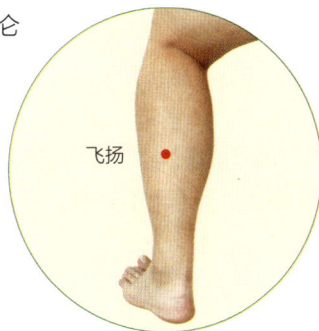

图15-1-9　飞扬

脾俞（足太阳膀胱经）

【定位】在背部，当第十一胸椎棘突下，旁开1.5寸。

【解剖】在背阔肌，最长肌和髂肋肌之间；有第十一肋间动、静脉后支；布有第十一胸神经后支的皮支，深层为第十一胸神经后支肌支。

【功效】健脾利湿，驱邪散滞。

【主治】湿疮，风瘙痒，红蝴蝶疮，瘾疹等。

【操作】斜刺0.5～0.8寸。

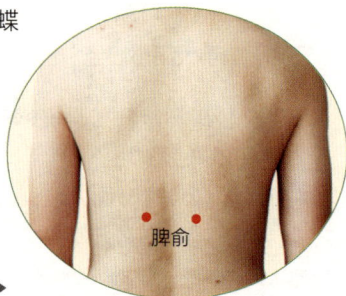

图15-1-10　脾俞 ▶

阴陵泉（足太阴脾经合穴）

【定位】小腿内侧，当胫骨内侧髁后下方凹陷处。

【解剖】在胫骨后缘与腓肠肌之间，比目鱼肌起点上；前方有大隐静脉、膝最上动脉，最深层有胫后动、静脉；布有小腿内侧皮神经本干，最深层有胫神经。

【功效】清热利湿。

【主治】湿疮，瘾疹，牛皮癣，疥疮，结缔组织病等。

【操作】直刺1～2寸。

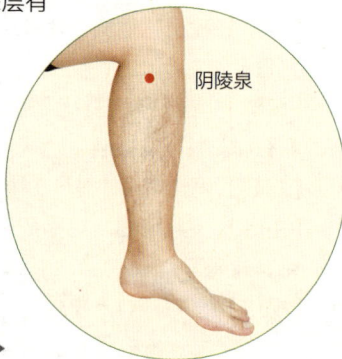

图15-1-11　阴陵泉 ▶

足三里（足阳明胃经合穴；胃下合穴）

【定位】在小腿前外侧，当犊鼻下3寸，距胫骨前缘一横指（中指）。

【解剖】穴区浅层有腓肠外侧皮神经分布；深层有腓深神经肌支和胫前动脉分布；小腿骨间膜深面有胫神经和胫后动脉经过并分布。

【功效】和胃通肠，祛痰导滞，健脾和胃，补中益气。

【主治】瘾疹，粉刺，天疱疮病，湿疮，牛皮癣，风瘙痒，白疕病等。

【操作】直刺1~2寸。

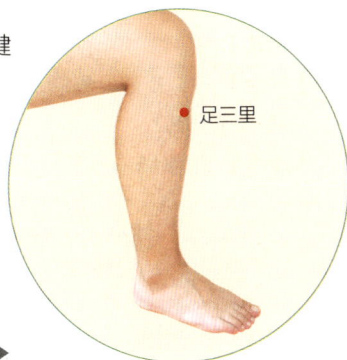

图15-1-12　足三里 ▶

气海（任脉，肓之原穴）

【定位】下腹部，前正中线上，脐中下1.5寸。

【解剖】在腹白线上，深部为小肠；浅层主要有第十一胸神经前支的前皮支和腹壁浅静脉的属支，深层主要有第十一胸神经前支的分支。

【功效】益气扶正，行气活血。

【主治】瘾疹，风瘙痒病，红蝴蝶疮等。

【操作】直刺1~1.5寸。孕妇慎用。

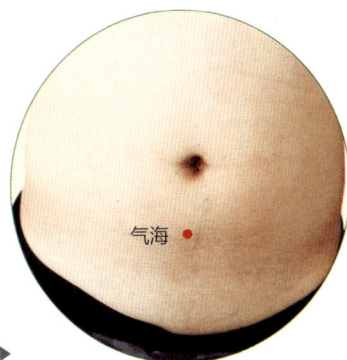

图15-1-13　气海 ▶

肾俞（足太阳膀胱经；肾之背俞穴）

【定位】在腰部，当第二腰椎棘突下，旁开1.5寸。

【解剖】在腰背筋膜，最长肌和髂肋肌之间：有第二腰动、静脉后支；布有第一腰神经后支的外侧支，深层为第一腰丛。

【功效】散寒祛湿，温阳固表。

【主治】红蝴蝶疮，湿疮，黧黑斑，瘾疹等。

【操作】直刺0.5~1寸。

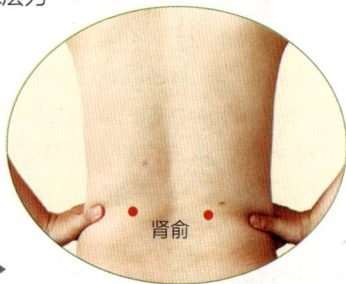

图15-1-14 肾俞 ▶

血海（足太阴脾经）

【定位】髌骨内侧上缘2寸。

【解剖】在股骨内上髁上缘，股内侧肌中间；有股动、静脉肌支；布有股前皮神经及股神经肌支。

【功效】养血祛风。

【主治】瘾疹、湿疹、丹毒、皮肤瘙痒、神经性皮炎。

【操作】直刺1~1.5寸

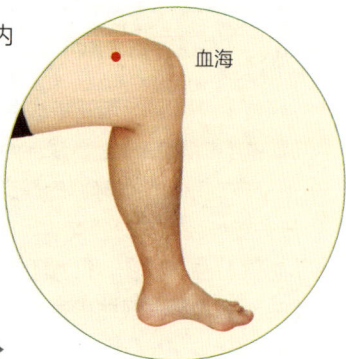

图15-1-15 血海 ▶

3. 操作要点

所选穴位处如有发疱、糜烂时，另选穴位或暂不埋线。天疱疮埋线时要严格无菌操作步骤，包括环境消毒，埋线出针时要压迫甚至包扎。埋线治疗天疱疮重在提高患者免疫力，减少激素使用和防止复发。辨证为脾虚湿蕴、气阴两伤证型的患者更适合于埋线疗法。每两周一次，六次为一个疗程。重症天疱疮患者应中西医结合治疗。

五、按语

天疱疮，为大病重症，急性期中医多辨证为热毒炽盛、心火脾湿证，此时当以激素、中药内服为主，穴位埋线可以参与，但以辅助治疗为主，病情平稳后，激素维持，埋线疗法的积极参与，能够减少激素用量，攻补兼施，驱邪从湿、从热论治，以治其标，固本健脾除湿，益气养阴，顾护正气。曲泽为心包经合穴，委中是膀胱经合穴，以泻热毒；配心俞、膈俞使湿、热、毒邪各有去处。支正为小肠经络穴，取"心火移于小肠，热从下出"之意；飞扬为膀胱经络穴，也为泻火解毒常用穴位。脾虚湿蕴者，脾俞、阴陵泉、足三里皆为健脾益气除湿的重要穴位，而气海、血海、肾俞皆为益气生精，生化气血扶正的要穴，对于天疱疮后期扶正的必选穴位。

六、注意事项

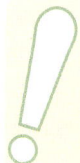

- 所选穴位应避开糜烂面、溃疡面。
- 注意休息与全面平衡营养。
- 加强饮食营养，予高蛋白、高纤维、低盐饮食，忌食辛辣、鱼腥发物。
- 注意皮肤、口腔、外阴清洁，预防感染。

第十六章 结缔组织病

16

第一节 红蝴蝶疮

一、定义

红蝴蝶疮（图16-1-1）一种可累及皮肤及全身多脏器的自身免疫性疾病。在中医古代文献中尚未找到类似红蝴蝶疮的记载，但从临床表现看，可归属于中医的"温热发斑""痹证""水肿""心悸"等疾病范畴。临床常见类型为盘状红蝴蝶疮和系统性红蝴蝶疮。本病相当于西医的红斑狼疮。

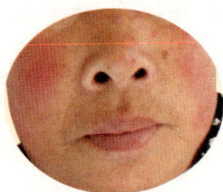

图16-1-1 红蝴蝶疮
（由李铁男团队供图）

二、病因病机

本病总由先天禀赋不足，肝肾亏虚而成。因肝主藏血，肾主藏精，精血不足，虚火上炎；兼因腠理不密，日光暴晒，外热入侵，热毒入里，二热相搏，瘀阻脉络，内伤脏腑，外伤肌肤而发病。在整个发病过程中，热毒炽盛证可相继或反复出现，甚至表现为热毒内陷，热盛动风。疾病后期每多阴损及阳，累及于脾，出现脾肾阳虚证。

三、诊断要点

1 本病好发于中青年女性，男女之比约为1：7~9。

2 感染、紫外线照射、药物、内分泌异常、过分劳累、精神创伤等均可促使本病的发生或加剧。

3 好发部位：盘状红斑狼疮大多仅局限于面部，以两颊、鼻部或者耳轮为主。亚急性皮肤型红斑狼疮主要分布在颜面、躯干和上肢伸侧，腰以下罕见。系统性红斑狼疮皮损多见于面部，其次为手足；内脏损害最多见的是肾，其他依次是心血管、呼吸系统、消化系统、精神神经系统、淋巴系统、眼等。

4 全身症状：可有发热、关节酸痛等。

5 特征性皮损：盘状红斑狼疮皮损为边缘清楚的浸润性红斑和环形红斑。指甲根周围的紫红色斑片，指（趾）甲远端弧形红斑，狼疮发是系统性红斑狼疮的特征性皮损；雷诺现象、网状青斑等对系统性红斑狼疮的诊断具有参考价值。

6 系统损害：盘状红斑狼疮无系统损害，少数患者可转变为系统性红斑狼疮。亚急性皮肤型红斑狼疮仅有轻度的内脏损害。系统性红斑狼疮有肾脏损害、心血管损害、胸膜炎、间质性肺炎、肝损害等；精神、神经系统为主要表现常是危重证候。

7 实验室检查：血沉加快，白细胞总数和血小板计数减少，抗核抗体阳性，抗DS-DNA抗体阳性和抗Sm抗体阳性，抗Ro、抗La（抗SSB）抗体阳性，或能找到红斑狼疮细胞。

8 病程慢性，可持续数年或更长，但也有发展迅速的。

四、辨证论治

1. 辨证分型和治法

❶ 热毒炽盛证

相当于系统性红斑狼疮急性活动期。面部蝶形红斑，色鲜艳，皮肤紫斑，关节肌肉疼痛；伴高热，烦躁口渴，抽搐，大便干结，小便短赤；舌绛红，苔黄腻，脉红数或细数。

治法：清热凉血，化斑解毒。

❷ 气滞血瘀证

多见于盘状局限性及亚急性皮肤型红斑狼疮。红斑暗滞，角质栓形成及皮肤萎缩，伴倦怠乏力，舌暗红，苔白或光面舌，脉沉细涩。

治法：疏肝理气，活血化瘀。

❸ 阴虚内热证

斑疹暗红，关节痛，足跟痛；伴有不规则发热或持续性低热，手足心热，心烦失眠，疲乏无力，自汗盗汗，面浮红，月经量少；舌红，苔薄，脉细数。

治法：滋阴降火。

❹ 脾肾阳虚证

眼睑、下肢浮肿，胸胁胀满，尿少或尿闭，面色无华；腰膝酸软，面热肢冷，口干不渴；舌淡胖，苔少，脉沉细。

治法：温肾壮阳，健脾利水。

⑤ 脾虚肝旺证

皮肤紫斑，胸胁胀满，腹满纳呆，头昏头痛，耳鸣失眠，月经不调或闭经，舌紫暗或有瘀斑，脉细弦。

治法：健脾清肝。

2. 穴位埋线治疗

主穴 心俞、脾俞、肾俞、膈俞（图16-1-2～图16-1-5）。

心俞（足太阳膀胱经；心之背俞穴）

【定位】在背部，当第五胸椎棘突下，旁开1.5寸。

【解剖】有斜方肌、菱形肌，深层为最长肌；有第五肋间动、静脉后支；布有第五、第六胸神经后支的皮支，深层为第五、第六胸神经后支外侧支。

【功效】活血散瘀，养血凝神。

【主治】粉刺，紫癜病，日晒伤，风瘙痒病，瘾疹，结缔组织病等。

【操作】斜刺0.5～0.8寸。

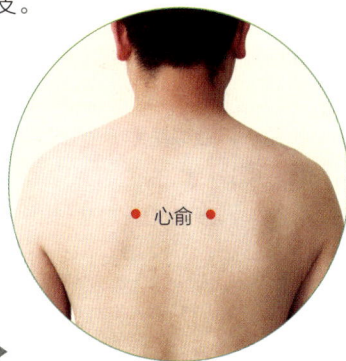

图16-1-2　心俞 ▶

脾俞（足太阳膀胱经）

【定位】在背部，当第十一胸椎棘突下，旁开1.5寸。

【解剖】在背阔肌，最长肌和髂肋肌之间；有第十一肋间动、静脉后支；布有第十一胸神经后支的皮支，深层为第十一胸神经后支肌支。

【功效】健脾利湿，驱邪散滞。

【主治】湿疮，风瘙痒，红蝴蝶疮，瘾疹等。

【操作】斜刺0.5~0.8寸。

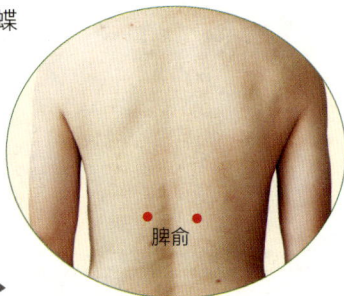

图16-1-3　脾俞 ▶

肾俞（足太阳膀胱经；肾之背俞穴）

【定位】在腰部，当第二腰椎棘突下，旁开1.5寸。

【解剖】在腰背筋膜，最长肌和髂肋肌之间：有第二腰动、静脉后支；布有第一腰神经后支的外侧支，深层为第一腰丛。

【功效】散寒祛湿，温阳固表。

【主治】红蝴蝶疮，湿疮，黧黑斑，瘾疹等。

【操作】直刺0.5~1寸。

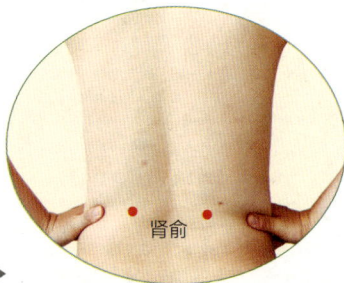

图16-1-4　肾俞 ▶

膈俞（足太阳膀胱经；八会穴之血会）

【定位】在背部，当第七胸椎棘突下，旁开1.5寸。

【解剖】在斜方肌下缘，有背阔肌、最长肌；布有第七肋间动、静脉的分支；布有第七、八胸神经后支的内侧皮支，深层为第七、八胸神经后支的肌支。

【功效】活血祛风，宽胸理气，养血止血。

【主治】瘾疹，粉刺，蛇串疮，瓜藤缠，红蝴蝶疮等。

【操作】向内斜刺0.5~0.8寸。

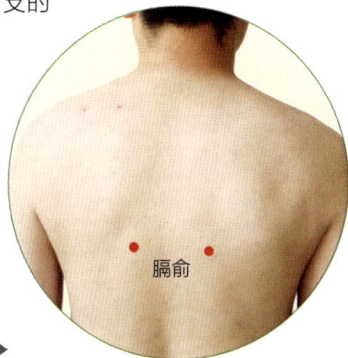

图16-1-5　膈俞　▶

配穴

○热毒炽盛证：大椎、委中、阳陵泉（图16-1-6~图16-1-8）。

○阴虚内热证：阴陵泉、太溪、三阴交（图16-1-9~图16-1-11）。

○脾肾阳虚证：气海、关元、命门（图16-1-12~图16-1-14）。

○气滞血瘀证：太冲、血海、肝俞（图16-1-15~图16-1-17）。

○脾虚肝旺证：肝俞、胃俞、阴陵泉（图16-1-17~图16-1-19）。

大椎（属督脉，手足三阳与督脉之会）

【定位】后正中线上，第七颈椎棘突下凹陷中。

【解剖】有腰背筋膜，棘上韧带及棘间韧带；有第一肋间后动、静脉背侧支及棘突间静脉丛；布有第八颈神经后支。

【功效】驱邪解表，益气固表。

【主治】白疕病，粉刺，瘾疹，皮痹，黧黑斑，湿疮等。

【操作】向上斜刺0.5~1寸。

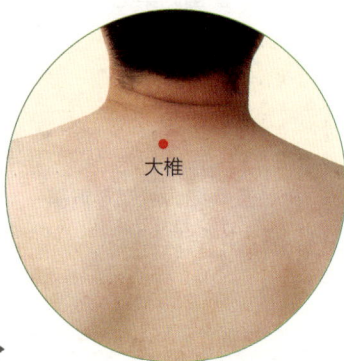

图16-1-6　大椎 ▶

委中（足太阳膀胱经）

【定位】在腘横纹中点，当股二头肌腱与半腱肌肌腱的中间。

【解剖】在腘窝正中，有腘筋膜；皮下有股腘静脉，深层内侧为腘静脉，最深层为腘动脉；分布有股后皮神经，正当胫神经处。

【功效】清热解毒，活血祛瘀。

【主治】白疕病，丹毒，疖肿病，风瘙痒，湿疮等。

【操作】直刺1~1.5寸，点刺腘静脉出血。

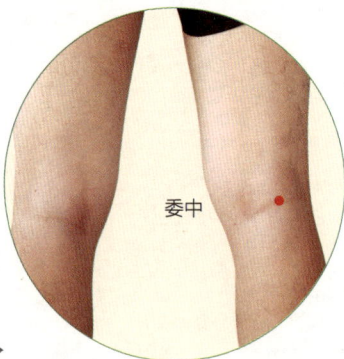

图16-1-7　委中 ▶

阳陵泉（足少阳胆经）

【定位】在小腿外侧，当腓骨小头前下方凹陷处。

【解剖】在腓骨长、短肌中；有膝下外侧动、静脉；当腓总神经分为腓浅神经及腓深神经处。

【功效】搜风，祛湿，通络。

【主治】蛇串疮，湿疮，风瘙痒，黧黑斑等。

【操作】直刺或斜向下刺1～1.5寸。

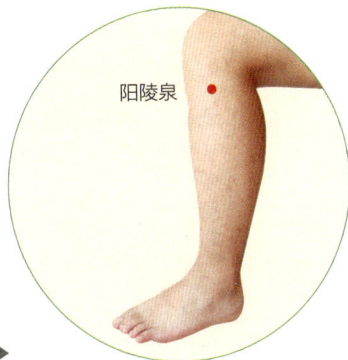

图16-1-8　阳陵泉 ▶

阴陵泉（足太阴脾经合穴）

【定位】小腿内侧，当胫骨内侧髁后下方凹陷处。

【解剖】在胫骨后缘与腓肠肌之间，比目鱼肌起点上；前方有大隐静脉、膝最上动脉，最深层有胫后动、静脉；布有小腿内侧皮神经本干，最深层有胫神经。

【功效】清热利湿。

【主治】湿疮，瘾疹，牛皮癣，疥疮，结缔组织病等。

【操作】直刺1～2寸。

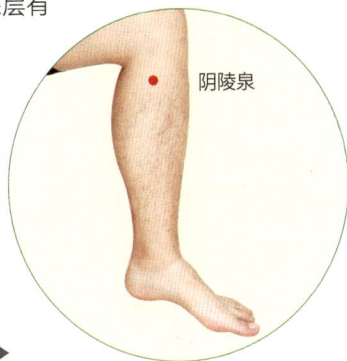

图16-1-9　阴陵泉 ▶

太溪（足少阴肾经）

【定位】在足内侧，内踝后方，当内踝高点与跟腱之间的凹陷处。

【解剖】前方有胫后动、静脉；布有小腿内侧皮神经，当胫神经之经过处。

【功效】补益肾气，舒筋活络。

【主治】红蝴蝶疮，油风，黧黑斑，风瘙痒等。

【操作】直刺0.5~0.8寸。

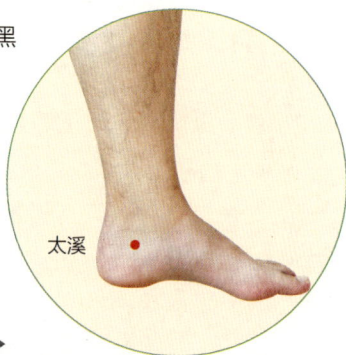

图16-1-10　太溪 ▶

三阴交（足太阴脾经）

【定位】内踝高点上3寸，胫骨内侧缘后方。

【解剖】在胫骨后缘和比目鱼肌之间，深层有屈趾长肌；有大隐静脉，胫后动、静脉；有小腿内侧皮神经，深层后方有胫神经。

【功效】活血祛瘀，疏肝健脾。

【主治】风瘙痒病，瘾疹，日晒伤，白疕病，结缔组织病，黧黑斑等。

【操作】直刺 1~1.5寸。

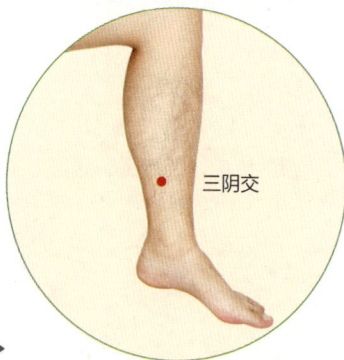

图16-1-11　三阴交 ▶

气海（任脉，肓之原穴）

【定位】下腹部，前正中线上，脐中下1.5寸。

【解剖】在腹白线上，深部为小肠；浅层主要有第十一胸神经前支的前皮支和腹壁浅静脉的属支，深层主要有第十一胸神经前支的分支。

【功效】益气扶正，行气活血。

【主治】瘾疹，风瘙痒病，红蝴蝶疮等。

【操作】直刺1~1.5寸。孕妇慎用。

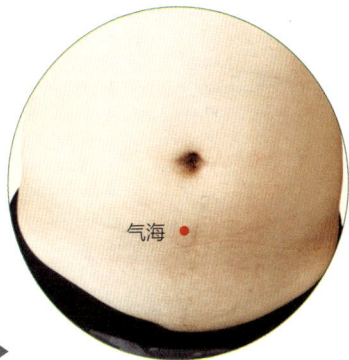

图16-1-12　气海 ▶

关元（任脉，小肠募穴）

【定位】在下腹部，前正中线上，当脐中下3寸。

【解剖】布有第十二肋间神经的前皮支的内侧支，腹壁浅动、静脉分支和腹壁下动、静脉分支。

【功效】补肾固本，调气回阳，消积散滞。

【主治】湿疮，瘾疹，紫癜病，天疱疮病，红蝴蝶疮，风瘙痒病等。

【操作】直刺1~1.5寸。

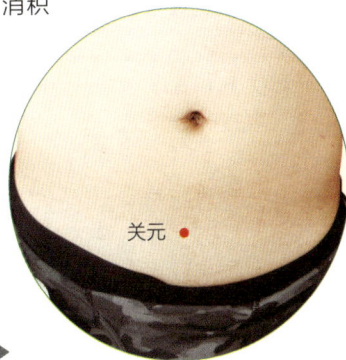

图16-1-13　关元 ▶

命门（督脉）

【定位】在腰部，当后正中线上，第二腰椎棘突下凹陷中。

【解剖】在腰背筋膜、棘上韧带及棘间韧带中；有腰动脉后支及棘突间静脉丛；布有腰神经后支内侧支。

【功效】温阳补肾，通督。

【主治】天疱疮病，红蝴蝶疮，瘾疹，风瘙痒病等。

【操作】直刺或向上斜刺0.5～1寸。

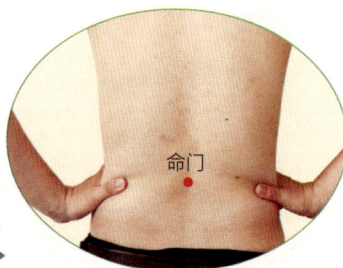

图16-1-14　命门 ▶

太冲（足厥阴肝经）

【定位】在足背侧，当第一、二跖骨间隙的后方凹陷处。

【解剖】有足背静脉网，第一跖背侧动脉；布有跖背神经。

【功效】清泻肝火，疏肝理气。

【主治】风瘙痒病，湿疮，牛皮癣，枯筋箭等。

【操作】直刺0.5～0.8寸。

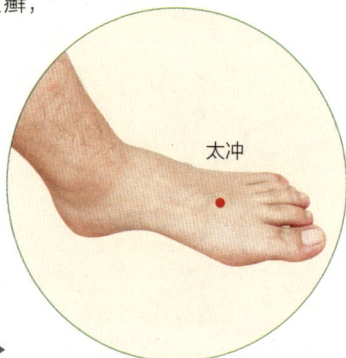

图16-1-15　太冲 ▶

血海（足太阴脾经）

【定位】 髌骨内侧上缘2寸。

【解剖】 在股骨内上髁上缘，股内侧肌中间；有股动、静脉肌支；布有股前皮神经及股神经肌支。

【功效】 养血祛风。

【主治】 瘾疹、湿疹、丹毒、皮肤瘙痒、神经性皮炎。

【操作】 直刺1~1.5寸

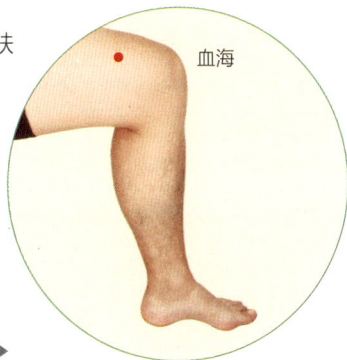

图16-1-16　血海 ▶

肝俞（属膀胱经，肝之背俞穴）

【定位】 在背部，当第九胸椎棘突下，旁开1.5寸。

【解剖】 位于背阔肌、最长肌和髂肋肌之间；有第九肋间动、静脉的分支，布有第九、十胸神经后支的皮支，深层为第九、十胸神经后支的肌支。

【功效】 疏肝解郁，行气祛瘀。

【主治】 风瘙痒病，黧黑斑，粉刺，瘾疹等。

【操作】 斜刺0.5~0.8寸

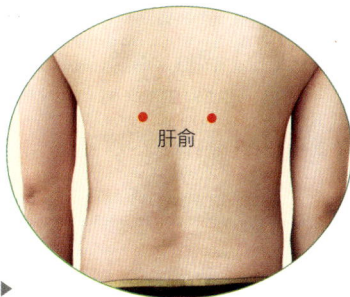

图16-1-17　肝俞 ▶

胃俞（足太阳膀胱经）

【定位】在背部，当第十二胸椎棘突下，旁开1.5寸。

【解剖】在腰背筋膜，最长肌和髂肋肌之间；有肋下动、静脉后支；布有第十二胸神经后支的皮支，深层为第十二胸神经后支外侧支。

【功效】清热泻火，和胃降浊。

【主治】粉刺，瘾疹，湿疹，面游风等。

【操作】斜刺0.5~0.8寸。

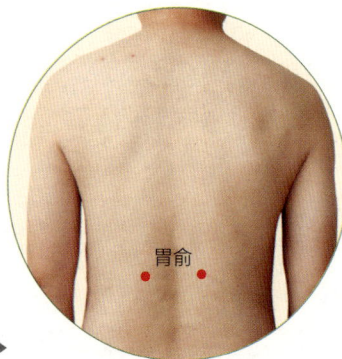

图16-1-18　胃俞 ▶

阴陵泉（足太阴脾经合穴）

【定位】小腿内侧，当胫骨内侧髁后下方凹陷处。

【解剖】在胫骨后缘与腓肠肌之间，比目鱼肌起点上；前方有大隐静脉、膝最上动脉，最深层有胫后动、静脉；布有小腿内侧皮神经本干，最深层有胫神经。

【功效】清热利湿。

【主治】湿疮，瘾疹，牛皮癣，疥疮，结缔组织病等。

【操作】直刺1~2寸。

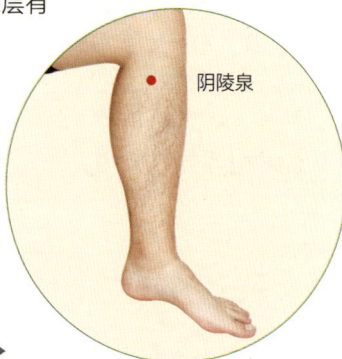

图16-1-19　阴陵泉 ▶

3. 操作要点

所有背部腧穴均采用朝向脊柱方向斜刺进针法。太冲、太溪埋线不超过0.3cm，太冲斜向足背方向进针。委中进针时操作者以左手大拇指按压避开血管，防止损伤。其余穴位按技法篇常规操作进行。每两周一次，六次为一个疗程。重症患者宜中西医结合治疗。

五、按语

红蝴蝶疮常造成多系统的损害，治疗多不满意，是一个本虚标实的病变，在热毒炽盛时，多采用中西医结合来控制病情，穴位埋线作为辅助治疗。张镜人说："治标重在清热解毒，祛瘀通络。"选用大椎、委中、阳陵泉清热解毒；随着疾病的发展，"治本重在益气护阴，调补肾"。阴虚内热时，配阴陵泉、太溪、三阴交滋阴清热；脾肾阳虚时，关元、气海、命门温补元阳；气滞血瘀时，配太冲、血海、肝俞疏肝行气，活血通络；脾虚肝旺时，配胃俞、肝俞、阴陵泉健脾益气，平肝熄风。诸穴配伍，达到控制病情，提高生活质量，延缓病情。

张利众博士曾用埋线疗法主要选用背俞穴，每周一次，一年为一个疗程。治疗38例红蝴蝶疮患者，对提高治愈率、改善生存质量，有显著效果。

六、注意事项

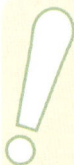

- 避晒阳光。
- 避免受凉。
- 避免劳累。
- 注重食疗。
- 力戒嗔怒。
- 合理用药。
- 计划生育。
- 适当锻炼。

第二节　皮痹

一、定义

皮痹（图16-2-1）是一种以皮肤及各系统胶原纤维进行性硬化为特征的结缔组织病。其特点是皮肤进行性肿胀到硬化，最后发生萎缩。临床分为局限性和系统性两种，前者局限于皮肤，后者除皮肤外，还常累及肺、胃肠、心及肾等内脏器官。本病古代文献称之为"皮痹"。相当于西医的硬皮病。

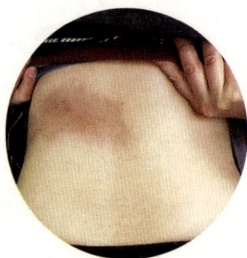

图16-2-1　皮痹
（由李铁男团队供图）

二、病因病机

本病多因营血不足，外受风寒湿之邪，经络阻隔，气血凝滞；或肺、脾、肾三脏亏虚，卫外不固，腠理不密，复感寒湿之邪，经络不畅，气血失和而发病。

三、诊断要点

1 本病可发生于任何年龄，但以青、中年女性多见。

2 皮损好发于头面、四肢、躯干；系统性硬皮病可侵犯内脏各器官，但以消化系统、呼吸系统多见。

3 特征性皮损：局限性硬皮病初期为紫红色斑，慢慢扩大，颜色渐渐变淡，皮肤发硬。毳毛脱落，局部不出汗，后期皮肤萎缩，色素减退。系统性硬皮病可分为浮肿期、硬化期、萎缩期。肢端硬化症皮肤硬化仅发生于肢端。良性硬化症以皮肤钙质沉着、雷诺现象、指（趾）端皮肤硬化、毛细血管扩张为特征；若伴有食道功能障碍者，则称CREST综合征。

4 系统损害：系统性硬皮病可侵犯内脏各器官，但以消化系统、呼吸系统多见。循环系统、泌尿、神经、内分泌等系统也可累及。

5 实验室检查：轻度贫血，血中嗜酸性粒细胞增多、血沉加快，血中纤维蛋白原含量明显增高，丙种球蛋白增高，血液凝固性增强。

6 本病大多数无内脏损害，病情进展缓慢，预后较好；若侵及内脏，呈弥漫性分布，则病情进展快，预后差，有生命危险。

四、辨证论治

1. 辨证分型和治法

❶ 风湿痹阻证

多见于发病初期，皮肤浮肿，皮纹消失，紧张变厚，按之无凹陷。颜色苍白或黄褐，表面温度偏低，自觉刺痛或麻木，肢端青紫、苍白，遇寒冷或情绪激动时加剧；伴有关节痛，或有月经不调，经来腹痛，经血暗紫。舌质紫暗，苔薄白，脉濡细。

治法：祛风除湿，温经通络。

❷ 气滞血瘀证

皮肤变硬，有蜡样光泽，不能用手指捏起，皮肤皱纹不显，皮损处色素加深，或间有色素减退斑，伴有毛细血管扩张，肌肤甲错，毛发干枯脱落，面部表情呆板，眼睑、口部张合受到限制，胸部有紧束感，手指屈伸困难，关节活动不利，口唇青紫变薄；可伴胸闷、心悸、腰痛、血尿、皮下有包块结节，女性月经量少夹有血块，闭经。舌紫暗或有瘀点、瘀斑，舌下静脉怒张，苔薄，脉细涩。

治法：活血软坚，化瘀通络。

❸ 肺脾气虚证

皮肤如革，干燥，甚则皮肤萎缩，皮纹消失，毛发脱落；伴疲倦乏力，体重减轻，纳差，便溏。舌胖淡嫩，边有齿印，苔薄白，脉细弱或沉缓。

治法：健脾益肺，温经通络。

❹ 脾肾阳虚证

多见于局限性硬皮病萎缩期或系统性硬皮病后期，表情淡漠，呈假面具样，鼻尖如削，口唇变薄，口周放射状沟纹，牙龈萎缩，松弛易脱落，胸部皮肤坚硬，状如披甲，呼吸受限，手如鸟爪，骨节隆起，出现溃疡，关节强直，活动困难；常伴有畏寒肢冷无汗，纳呆，吞咽不畅，便溏，胁痛腹胀，胸闷心悸，头昏目眩，腰膝酸软，神疲劳倦，遗精阳痿或妇女月经涩滞或闭经。舌淡胖有齿印，苔薄，脉沉紧或迟缓，或沉细无力。

治法：健脾补肾，温阳活血。

2. 穴位埋线治疗

主穴 局限性硬皮病以阿是穴（病痛局部或敏感反应点）为主穴，系统性硬皮病以督脉、任脉相关穴位为主穴。

配穴
○风湿痹阻证：风门、风市、大椎、阴陵泉（图16-2-1～图16-2-4）。
○气滞血瘀证：太冲、肝俞、膈俞、血海（图16-2-5～图16-2-8）。
○肺脾气虚证：脾俞、肺俞、关元、气海（图16-2-9～图16-2-12）。
○脾肾阳虚证：脾俞、命门、肾俞、三阴交（图16-2-9，图16-2-13～图16-2-15）。

风门（足太阳膀胱经）

【定位】在背部，当第二胸椎棘突下，旁开1.5寸。

【解剖】有斜方肌，菱形肌，上后锯肌，深层为最肌；有第二肋间动、静脉后支；布有二、三胸神经后支的皮支，深层为第三胸神经后支外侧支。

【功效】疏风清热，宣肺散邪，温阳固卫。

【主治】瘾疹，疖肿病，疥疮，风瘙痒，皮痹，油风，面游风等。

【操作】斜刺0.5~0.8寸。

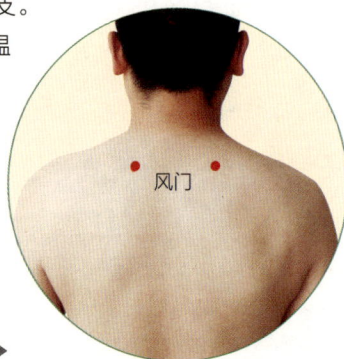

图16-2-1　风门 ▶

风市（足少阳胆经）

【定位】在大腿外侧部的中线上，当腘横纹水平线上7寸。或直立垂手时，中指尖处。

【解剖】在阔筋膜下，股外侧肌中；有旋股外侧动、静脉肌支；布有股外侧皮神经，股神经肌支。

【功效】祛风散寒，强壮筋脉。

【主治】遍身瘙痒，瘾疹，瓜藤缠，紫癜病等。

【操作】直刺1~2寸。

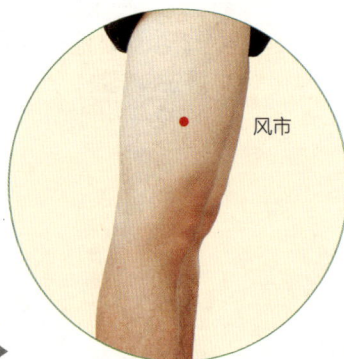

图16-2-2　风市 ▶

大椎（属督脉，手足三阳与督脉之会）

【定位】后正中线上，第七颈椎棘突下凹陷中。

【解剖】有腰背筋膜，棘上韧带及棘间韧带；有第一肋间后动、静脉背侧支及棘突间静脉丛；布有第八颈神经后支。

【功效】驱邪解表，益气固表。

【主治】白疕病，粉刺，瘾疹，皮痹，黧黑斑，湿疮等。

【操作】向上斜刺0.5～1寸。

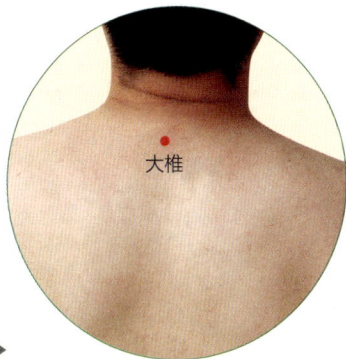

图16-2-3　大椎 ▶

阴陵泉（足太阴脾经合穴）

【定位】小腿内侧，当胫骨内侧髁后下方凹陷处。

【解剖】在胫骨后缘与腓肠肌之间，比目鱼肌起点上；前方有大隐静脉、膝最上动脉，最深层有胫后动、静脉；布有小腿内侧皮神经本干，最深层有胫神经。

【功效】清热利湿。

【主治】湿疮，瘾疹，牛皮癣，疥疮，结缔组织病等。

【操作】直刺1～2寸。

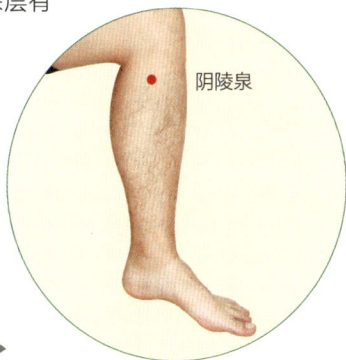

图16-2-4　阴陵泉 ▶

太冲（足厥阴肝经）

【定位】在足背侧，当第一、二跖骨间隙的后方凹陷处。

【解剖】有足背静脉网，第一跖背侧动脉；布有跖背神经。

【功效】清泻肝火，疏肝理气。

【主治】风瘙痒病，湿疮，牛皮癣，枯筋箭等。

【操作】直刺0.5～0.8寸。

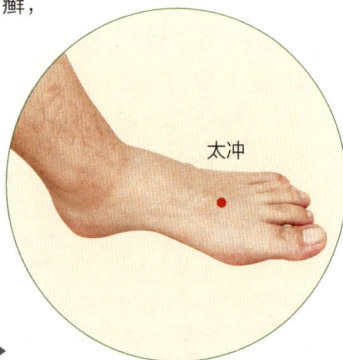

图16-2-5　太冲 ▶

肝俞（属膀胱经，肝之背俞穴）

【定位】在背部，当第九胸椎棘突下，旁开1.5寸。

【解剖】位于背阔肌、最长肌和髂肋肌之间；有第九肋间动、静脉的分支，布有第九、十胸神经后支的皮支，深层为第九、十胸神经后支的肌支。

【功效】疏肝解郁，行气祛瘀。

【主治】风瘙痒病，黧黑斑，粉刺，瘾疹等。

【操作】斜刺0.5～0.8寸

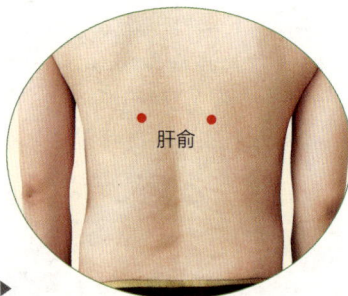

图16-2-6　肝俞 ▶

膈俞（属膀胱经；八会穴之血会）

【定位】在背部，当第七胸椎棘突下，旁开1.5寸。

【解剖】在斜方肌下缘，有背阔肌、最长肌；布有第七肋间动、静脉的分支；布有第七、八胸神经后支的内侧皮支，深层为第七、八胸神经后支的肌支。

【功效】活血祛风，宽胸理气，养血止血。

【主治】瘾疹，粉刺，湿疮，风瘙痒病，枯筋箭等。

【操作】向内斜刺0.5~0.8寸。

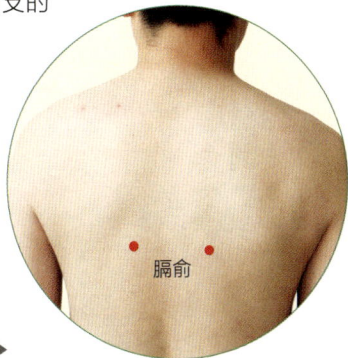

图16-2-7　膈俞 ▶

血海（足太阴脾经）

【定位】髌骨内侧上缘2寸。

【解剖】在股骨内上髁上缘，股内侧肌中间；有股动、静脉肌支；布有股前皮神经及股神经肌支。

【功效】养血祛风。

【主治】瘾疹、湿疹、丹毒、皮肤瘙痒、神经性皮炎。

【操作】直刺1~1.5寸

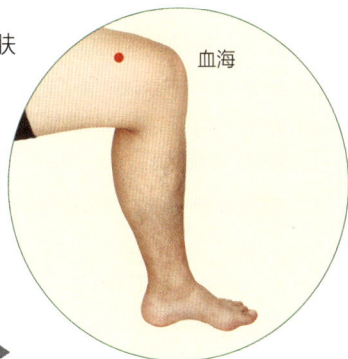

图16-2-8　血海 ▶

脾俞（足太阳膀胱经）

【定位】在背部，当第十一胸椎棘突下，旁开1.5寸。

【解剖】在背阔肌，最长肌和髂肋肌之间；有第十一肋间动、静脉后支；布有第十一胸神经后支的皮支，深层为第十一胸神经后支肌支。

【功效】健脾利湿，驱邪散滞。

【主治】湿疮，风瘙痒，红蝴蝶疮，瘾疹等。

【操作】斜刺0.5～0.8寸。

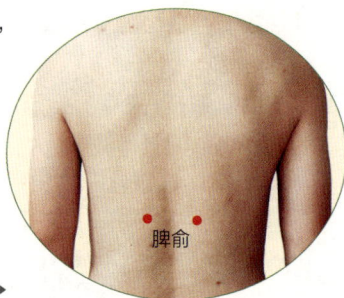

图16-2-9　脾俞　▶

肺俞（属膀胱经；肺之背俞穴）

【定位】在当第三胸椎棘突下，旁开1.5寸。

【解剖】有斜方肌、菱形肌，深层为最长肌；有第三肋间动、静脉后支；布有第三或第四胸神经后支的皮支，深层为第三胸神经后支外侧支。

【功效】宣肺解表，祛风散邪，益气固表。

【主治】粉刺，雀斑，黧黑斑，瘾疹，风瘙痒等。

【操作】斜刺0.5～0.8寸。

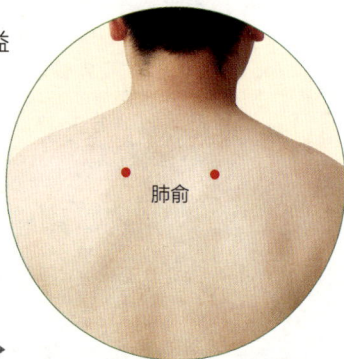

图16-2-10　肺俞　▶

关元（任脉，小肠募穴）

【定位】在下腹部，前正中线上，当脐中下3寸。

【解剖】布有第十二肋间神经的前皮支的内侧支，腹壁浅动、静脉分支和腹壁下动、静脉分支。

【功效】补肾固本，调气回阳，消积散滞。

【主治】湿疮，瘾疹，紫癜病，天疱疮病，红蝴蝶疮，风瘙痒病等。

【操作】直刺1~1.5寸。

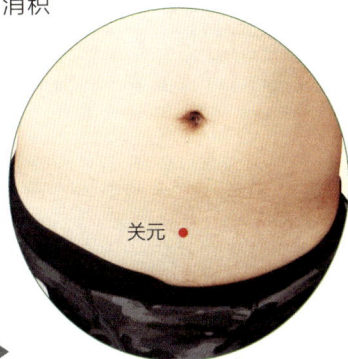

图16-2-11　关元 ▶

气海（任脉，肓之原穴）

【定位】下腹部，前正中线上，脐中下1.5寸。

【解剖】在腹白线上，深部为小肠；浅层主要有第十一胸神经前支的前皮支和腹壁浅静脉的属支，深层主要有第十一胸神经前支的分支。

【功效】益气扶正，行气活血。

【主治】瘾疹，风瘙痒病，红蝴蝶疮等。

【操作】直刺1~1.5寸。孕妇慎用。

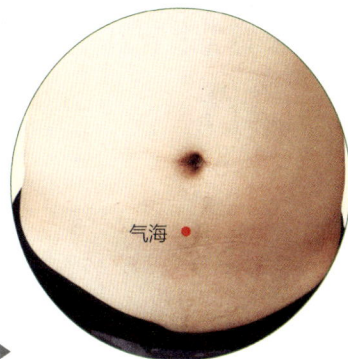

图16-2-12　气海 ▶

命门（督脉）

【定位】在腰部，当后正中线上，第二腰椎棘突下凹陷中。

【解剖】在腰背筋膜、棘上韧带及棘间韧带中；有腰动脉后支及棘突间静脉丛；布有腰神经后支内侧支。

【功效】温阳补肾，通督。

【主治】天疱疮病，红蝴蝶疮，瘾疹，风瘙痒病等。

【操作】直刺或向上斜刺0.5～1寸。

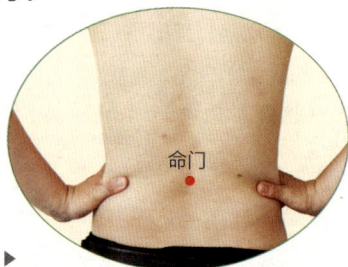

图16-2-13　命门 ▶

肾俞（足太阳膀胱经；肾之背俞穴）

【定位】在腰部，当第二腰椎棘突下，旁开1.5寸。

【解剖】在腰背筋膜，最长肌和髂肋肌之间；有第二腰动、静脉后支；布有第一腰神经后支的外侧支，深层为第一腰丛。

【功效】散寒祛湿，温阳固表。

【主治】红蝴蝶疮，湿疮，黧黑斑，瘾疹等。

【操作】直刺0.5～1寸。

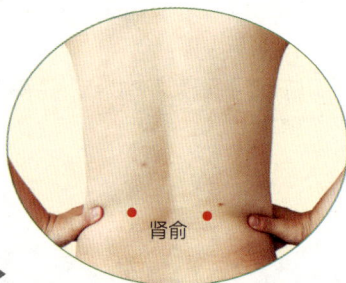

图16-2-14　肾俞 ▶

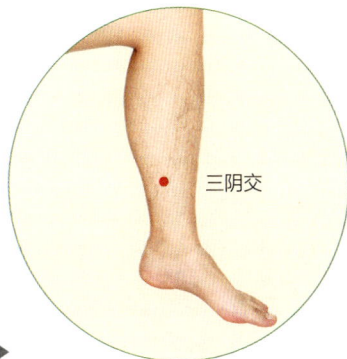

三阴交（足太阴脾经）

【定位】内踝高点上3寸，胫骨内侧缘后方。

【解剖】在胫骨后缘和比目鱼肌之间，深层有屈趾长肌；有大隐静脉，胫后动、静脉；有小腿内侧皮神经，深层后方有胫神经。

【功效】活血祛瘀，疏肝健脾。

【主治】风瘙痒病，瘾疹，日晒伤，白疕病，结缔组织病，鼾黑斑等。

【操作】直刺1～1.5寸。

图16-2-15　三阴交　▶

3. 操作要点

充分暴露皮损部位，严格消毒，局限性皮痹根据皮损位置和面积大小，阿是穴的选取以3～5cm为单位作为一个埋线点，埋线点旁开皮损0.5cm，埋线长短不超过0.3～1cm，阿是穴进针方法为平刺进针（进针角度以15度为宜）。系统性皮痹以辨证取穴为主。每两周一次，六次为一个疗程。

可根据辨证分型配合梅花针、艾灸、中药内服等疗法。

五、按语

局限性硬皮病以阿是穴（病痛局部或敏感反应点）为主穴，取其振奋局部阳气、防毒邪外散的作用。风湿痹阻证配风门、风市、大椎、阴陵泉，祛风胜湿，风散湿去；太冲、肝俞、膈俞、血海取"气行则血行，血行则瘀去"之意；现代研究证明，刺激膈俞、血海穴能有效地阻止血黏滞性的增高，改善血液循环。正如《素问·阴阳应象大论》中所说："血实者决之。"皮痹一证总以正虚为本，邪实为标，一见肺脾气虚之症，则以脾俞、肺俞、关元、气海健脾气，益宗气，宗气以雾露之溉，输布全身，气血得生；若见脾肾阳虚之症，则以命门肾俞"益火之源"配脾俞、关元先天后天同时得助，则阴翳自消。皮痹为皮肤科一重症，任脉、督脉的穴位都在可选之列，任督二脉总督全身阴阳，意在调节脏腑功能，振奋机体阳气，气血通畅，皮痹得愈。有学者在治疗皮痹时，根据皮痹发生部位不同，上肢加曲池、肩髃；头面加阳白、头维；腰背加腰阳关、环跳、秩边；下肢加承山、中渎、昆仑。皮痹的病程较长，慢性经过，一经发现宜尽早埋线治疗。

山东省名老中医宋学忠采用埋线配合蜡疗治疗局限性皮痹取得满意疗效。

六、注意事项

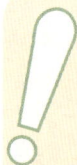

- 防寒保暖，注意休息。
- 此病为慢性疾病，要坚持积极配合治疗。
- 定期理化检查。
- 坚持局部艾灸。

第十七章

色素障碍性皮肤病

第一节　白驳风

一、定义

白驳风是指皮肤变白、大小不同、形态各异的局限性或泛发性色素脱失性皮肤病。古代文献又称之为"白癜""白驳""斑白""斑驳"等。本病相当于西医的白癜风。

二、病因病机

本病多因气血失和，脉络瘀阻所致。如情志内伤，肝气郁结，气机不畅，复感风邪，搏于肌肤而发；或素体肝肾虚弱，或亡精失血，伤及肝肾，致肝肾不足，外邪侵入，郁于肌肤而致；或跌打损伤，化学物品灼伤，络脉瘀阻，毛窍闭塞，肌肤腠理失养，酿成白斑。

三、诊断要点

1 本病可发生于任何年龄，以青年多见，男女性别发病基本相等。

2 大多分布局限，也可泛发，全身任何部位的皮肤、黏膜均可发生，但以面、颈、手背为多。

3 皮损为大小不等、形态各异的局限性白色斑片，边缘清楚，周边皮肤较正常皮肤色素稍加深。

4 一般无自觉症状。少数在发疹前或同时，以及在白斑增加或扩展时有轻微瘙痒。

5 病程长短不一，完全自愈者较少，亦有愈后复发者。

四、辨证论治

1. 辨证分型和治法

① 肝郁血瘀证（图17-1-1）

白斑散在渐起，数目不定；伴有心烦易怒，胸胁胀痛，夜眠不安，月经不调；舌质暗红或紫红，舌下络脉粗大，苔薄，脉弦。

治法：疏肝理气，活血化瘀

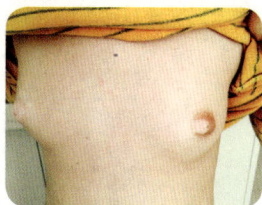

图17-1-1　肝郁血瘀证

② 肝肾不足证（图17-1-2）

发病时间长，平素体虚或有家族史，白斑局限于一处或泛发各处，静止而不扩展，境界清楚，边缘整齐；伴头晕耳鸣，失眠健忘，腰膝酸软。舌淡无华，脉细无力。

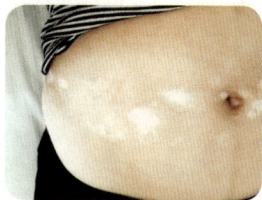

图17-1-2　肝肾不足证

治法：滋补肝肾，养血祛风。

2. 穴位埋线治疗

主穴 阿是穴（病痛局部或敏感反应点），肝俞、肾俞、太冲（图17-1-3～图17-1-5）。

肝俞（属膀胱经，肝之背俞穴）

【定位】在背部，当第九胸椎棘突下，旁开1.5寸。

【解剖】位于背阔肌、最长肌和髂肋肌之间；有第九肋间动、静脉的分支，布有第九、十胸神经后支的皮支，深层为第九、十胸神经后支的肌支。

【功效】疏肝解郁，行气祛瘀。

【主治】风瘙痒病，黧黑斑，粉刺，瘾疹等。

【操作】斜刺0.5～0.8寸

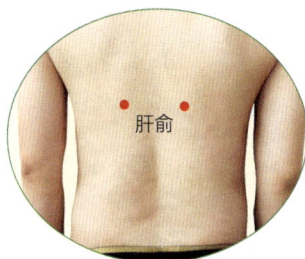

图17-1-3　肝俞 ▶

肾俞（足太阳膀胱经；肾之背俞穴）

【定位】在腰部，当第二腰椎棘突下，旁开1.5寸。

【解剖】在腰背筋膜，最长肌和髂肋肌之间：有第二腰动、静脉后支；布有第一腰神经后支的外侧支，深层为第一腰丛。

【功效】散寒祛湿，温阳固表。

【主治】红蝴蝶疮，湿疮，黧黑斑，瘾疹等。

【操作】直刺0.5～1寸。

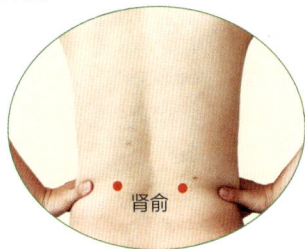

图17-1-4　肾俞 ▶

太冲（足厥阴肝经）

【定位】在足背侧，当第一、二跖骨间
隙的后方凹陷处。

【解剖】有足背静脉网，第一跖
背侧动脉；布有跖背神经。

【功效】清泻肝火，疏肝理气。

【主治】风瘙痒病，湿疮，牛
皮癣，枯筋箭等。

【操作】直刺0.5~0.8寸。

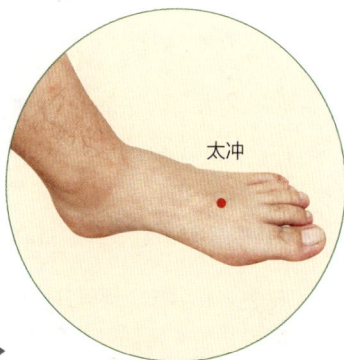

图17-1-5　太冲 ▶

配穴　○肝郁血瘀证：膈俞、　　○肝肾不足证：太溪、
　　　血海（图17-1-6，图　　　三 阴 交（图17-1-
　　　17-1-7）。　　　　　　　　8，图17-1-9）。

膈俞（属膀胱经；八会穴之血会）

【定位】在背部，当第七胸椎棘突下，旁开1.5寸。

【解剖】在斜方肌下缘，有背阔肌、最长肌；布有第七肋间动、静脉的
分支；布有第七、八胸神经后支的内侧皮支，
深层为第七、八胸神经后支的肌支。

【功效】活血祛风，宽胸理气，养血
止血。

【主治】瘾疹，粉刺，湿疮，风瘙
痒病，枯筋箭等。

【操作】向内斜刺0.5~0.8寸。

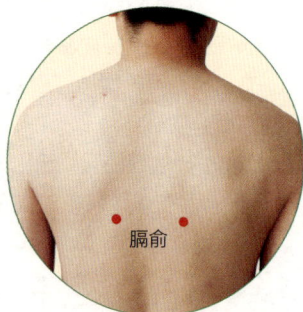

图17-1-6　膈俞 ▶

血海（足太阴脾经）

【定位】髌骨内侧上缘2寸。

【解剖】在股骨内上髁上缘，股内侧肌中间；有股动、静脉肌支；布有股前皮神经及股神经肌支。

【功效】养血祛风。

【主治】瘾疹、湿疹、丹毒、皮肤瘙痒、神经性皮炎。

【操作】直刺1~1.5寸。

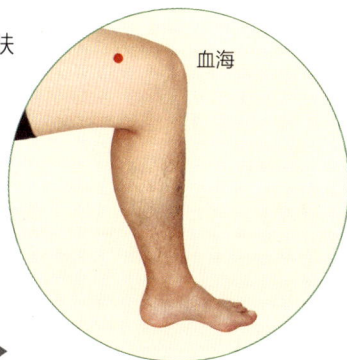

图17-1-7　血海 ▶

太溪（足少阴肾经）

【定位】在足内侧，内踝后方，当内踝高点与跟腱之间的凹陷处。

【解剖】前方有胫后动、静脉；布有小腿内侧皮神经，当胫神经之经过处。

【功效】补益肾气，舒筋活络。

【主治】红蝴蝶疮，油风，黧黑斑，风瘙痒等。

【操作】直刺0.5~0.8寸。

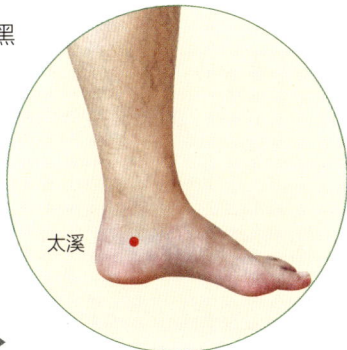

图17-1-8　太溪 ▶

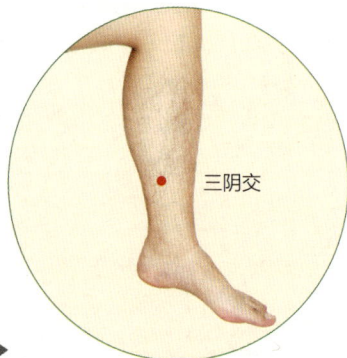

三阴交（足太阴脾经）

【定位】内踝高点上3寸，胫骨内侧缘后方。

【解剖】在胫骨后缘和比目鱼肌之间，深层有屈趾长肌；有大隐静脉，胫后动、静脉；有小腿内侧皮神经，深层后方有胫神经。

【功效】活血祛瘀，疏肝健脾。

【主治】风瘙痒病，瘾疹，日晒伤，白疕病，结缔组织病，黧黑斑等。

【操作】直刺1~1.5寸。

图17-1-9　三阴交 ▶

3. 操作要点

充分暴露皮损部位，严格消毒，局限性白驳风根据皮损位置和面积大小，阿是穴的选取以3~5cm为单位作为一个埋线点，埋线点旁开皮损0.5cm，埋线长短不超过0.3~1cm，阿是穴进针方法为提皮平刺（进针角度以15度为宜）。

每两周一次，六次为一个疗程。

可根据辨证分型配合梅花针、火针、刺络拔罐等疗法。

五、按语

埋线治疗白驳风，以理气、活血、补虚为治则，就其局部变化来讲，总以浮络气血不畅为主。选阿是穴埋线重在疏通浮络，调畅气血，然其发病原因在气、在血，又总以肝肾不足为根本，选太冲以调畅气机，配肝俞、肾俞以固本溯源；若肝郁气滞明显者，加膈俞、血海进一步配合主穴加强行气活血的力量，使气畅血通，白斑消除，其病久以肝肾不足为显时，配太溪、三阴交加强肝俞、肾俞滋补肝肾的力量，通过埋线持久的刺激作用，固本消斑。白驳风的中医特色治疗方法众多，疗效肯定，在埋线治疗的同时，可以选用局部皮损的火针治疗，梅花针叩刺以缩短疗程。

穴位埋线针发明人中国人民解放军白求恩国际和平医院陆建医师早在20世纪80年代首先采用埋线疗法局限性白驳风83例，以曲池、阳陵泉为主穴，配合首发部位阿是穴、背俞穴等，取得满意疗效。

六、注意事项

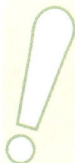

- 少食含有维生素C的果蔬，如橙子、猕猴桃、西红柿等。
- 忌恼怒，避免精神紧张。
- 避免外伤，以免造成外伤性白癜风。
- 适当进行日光浴，有助于白癜风的恢复。
- 解除心理障碍，树立信心，坚持治疗。

第二节　黧黑斑

一、定义

黧黑斑是一种发生于颜面部位的局限性淡褐色或褐色色素改变的皮肤病。中青年女性多发，临床变现为对称分布于暴露颜面部位的色素沉着斑，平铺于皮肤表面，抚之不碍手，压制不褪色。古代文献亦称之为"肝斑"。本病相当于西医的黄褐斑。

二、病因病机

本病多与肝、脾、肾三脏关系密切，气血不能上荣于面为主要病机。如情志不畅，肝郁气滞，气郁化热，熏蒸于面，灼伤阴血而生；或冲任失调，肝肾不足，水火不济，虚火上炎所致；或慢性疾病，营卫失和，气血运行不畅，气滞血瘀，面失所养而成；或饮食不节，忧思过度，损伤脾胃，脾失健运，湿热内生，上熏而致病。

三、诊断要点

1 本病多见于妊娠期、长期服用避孕药、生殖器疾患以及月经紊乱的妇女，也可累及中年男性。

2 多分布于前额、颧部或面颊的两侧。

3 皮疹为黄褐斑片深浅不定，淡黄灰色，或如咖啡，大小不等，形态各异，孤立散在，或融合成片，一般多呈蝴蝶状。

4 无自觉症状。

5 病程经过缓慢。

四、辨证论治

1. 辨证分型和治法

❶ 肝郁气滞证（图17-2-1）

多见于女性，面色无华，斑色深褐；伴有心烦易怒，胸胁胀痛，口苦咽干，两乳作胀，月经不调或有通经。舌红，苔薄白，脉弦。

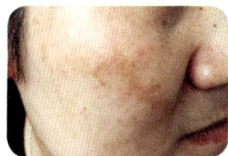

图17-2-1　肝郁气滞证

治法：疏肝解郁，活血消斑。

❷ 肝肾不足证（图17-2-2）

暗褐色斑片，对称分布于颜面；伴有头眩耳鸣，腰膝酸软，五心烦热，骨蒸盗汗，男子遗精，女子经少或不孕。舌红少苔，脉象细数。

治法：培补肝肾，调摄冲任。

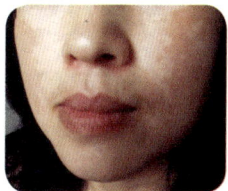

图17-2-2　肝肾不足证

2. 穴位埋线治疗

主穴 肝俞、肾俞、心俞、脾俞（图17-2-3~图17-2-6）。

肝俞（属膀胱经，肝之背俞穴）

【定位】在背部，当第九胸椎棘突下，旁开1.5寸。

【解剖】位于背阔肌、最长肌和髂肋肌之间；有第九肋间动、静脉的分支，布有第九、十胸神经后支的皮支，深层为第九、十胸神经后支的肌支。

【功效】疏肝解郁，行气祛瘀。

【主治】风瘙痒病，黧黑斑，粉刺，瘾疹等。

【操作】斜刺0.5~0.8寸。

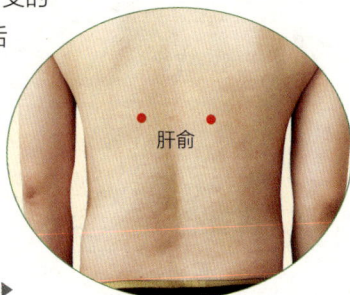

图17-2-3　肝俞 ▶

肾俞（足太阳膀胱经；肾之背俞穴）

【定位】在腰部，当第二腰椎棘突下，旁开1.5寸。

【解剖】在腰背筋膜，最长肌和髂肋肌之间：有第二腰动、静脉后支；布有第一腰神经后支的外侧支，深层为第一腰丛。

【功效】散寒祛湿，温阳固表。

【主治】红蝴蝶疮，湿疮，黧黑斑，瘾疹等。

【操作】直刺0.5~1寸。

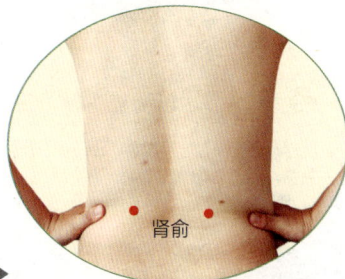

图17-2-4　肾俞 ▶

心俞（足太阳膀胱经；心之背俞穴）

【定位】在背部，当第五胸椎棘突下，旁开1.5寸。

【解剖】有斜方肌、菱形肌，深层为最长肌；有第五肋间动、静脉后支；布有第五、第六胸神经后支的皮支，深层为第五、第六胸神经后支外侧支。

【功效】活血散瘀，养血凝神。

【主治】粉刺，紫癜病，日晒伤，风瘙痒病，瘾疹，结缔组织病等。

【操作】斜刺0.5～0.8寸。

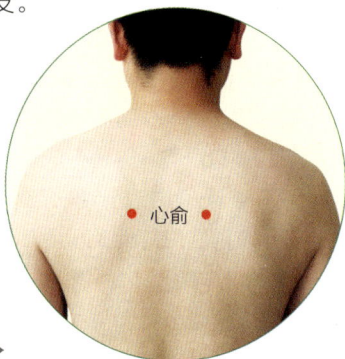

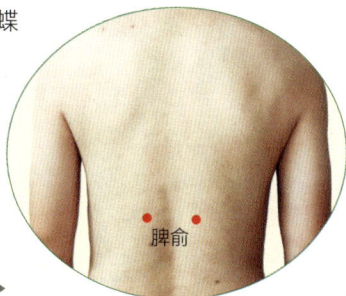

图17-2-5　心俞 ▶

脾俞（足太阳膀胱经）

【定位】在背部，当第十一胸椎棘突下，旁开1.5寸。

【解剖】在背阔肌，最长肌和髂肋肌之间；有第十一肋间动、静脉后支；布有第十一胸神经后支的皮支，深层为第十一胸神经后支肌支。

【功效】健脾利湿，驱邪散滞。

【主治】湿疮，风瘙痒，红蝴蝶疮，瘾疹等。

【操作】斜刺0.5～0.8寸。

图17-2-6　脾俞 ▶

○肝郁气滞证：气海、膈俞、太冲（图17-2-7～图17-2-9）。

○肝肾不足证：三阴交、足三里、太溪、关元（图17-2-10～图17-1-13）。

气海（任脉，肓之原穴）

【定位】下腹部，前正中线上，脐中下1.5寸。

【解剖】在腹白线上，深部为小肠；浅层主要有第十一胸神经前支的前皮支和腹壁浅静脉的属支，深层主要有第十一胸神经前支的分支。

【功效】益气扶正，行气活血。

【主治】瘾疹，风瘙痒病，红蝴蝶疮等。

【操作】直刺1~1.5寸。孕妇慎用。

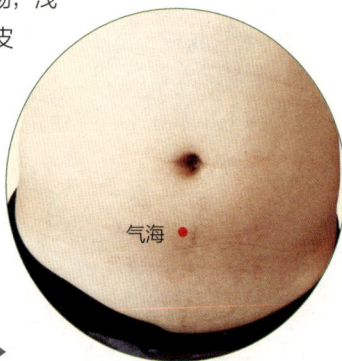

图17-2-7　气海 ▶

膈俞（属膀胱经；八会穴之血会）

【定位】在背部，当第七胸椎棘突下，旁开1.5寸。

【解剖】在斜方肌下缘，有背阔肌、最长肌；布有第七肋间动、静脉的分支；布有第七、八胸神经后支的内侧皮支，深层为第七、八胸神经后支的肌支。

【功效】活血祛风，宽胸理气，养血止血。

【主治】瘾疹，粉刺，湿疮，风瘙痒病，枯筋箭等。

【操作】向内斜刺0.5~0.8寸。

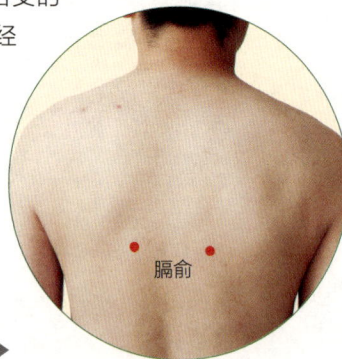

图17-2-8　膈俞 ▶

太冲（足厥阴肝经）

【定位】在足背侧，当第一、二跖骨间隙的后方凹陷处。

【解剖】有足背静脉网，第一跖背侧动脉；布有跖背神经。

【功效】清泻肝火，疏肝理气。

【主治】风瘙痒病，湿疮，牛皮癣，枯筋箭等。

【操作】直刺0.5～0.8寸。

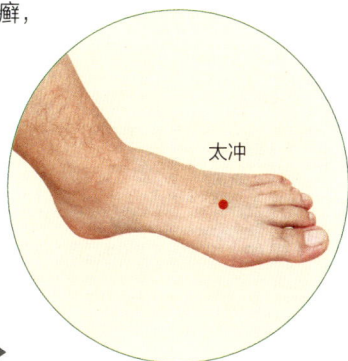

图17-2-9　太冲 ▶

三阴交（足太阴脾经）

【定位】内踝高点上3寸，胫骨内侧缘后方。

【解剖】在胫骨后缘和比目鱼肌之间，深层有屈趾长肌；有大隐静脉，胫后动、静脉；有小腿内侧皮神经，深层后方有胫神经。

【功效】活血祛瘀，疏肝健脾。

【主治】风瘙痒病，瘾疹，日晒伤，白疕病，结缔组织病，黧黑斑等。

【操作】直刺 1～1.5寸。

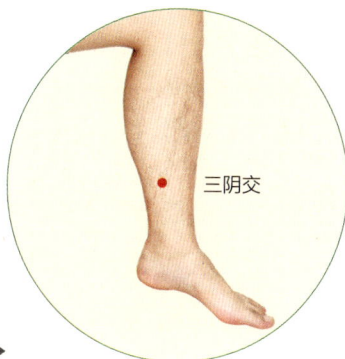

图17-2-10　三阴交 ▶

足三里（足阳明胃经合穴；胃下合穴）

【定位】在小腿前外侧，当犊鼻下3寸，距胫骨前缘一横指（中指）。

【解剖】穴区浅层有腓肠外侧皮神经分布；深层有腓深神经肌支和胫前动脉分布；小腿骨间膜深面有胫神经和胫后动脉经过并分布。

【功效】和胃通肠，祛痰导滞，健脾和胃，补中益气。

【主治】瘾疹，粉刺，天疱疮病，湿疮，牛皮癣，风瘙痒，白疕病等。

【操作】直刺1~2寸。

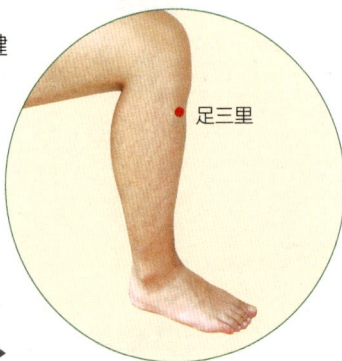

图17-2-11　足三里 ▶

太溪（足少阴肾经）

【定位】在足内侧，内踝后方，当内踝高点与跟腱之间的凹陷处。

【解剖】前方有胫后动、静脉；布有小腿内侧皮神经，当胫神经之经过处。

【功效】补益肾气，舒筋活络。

【主治】红蝴蝶疮，油风，黧黑斑，风瘙痒等。

【操作】直刺0.5~0.8寸。

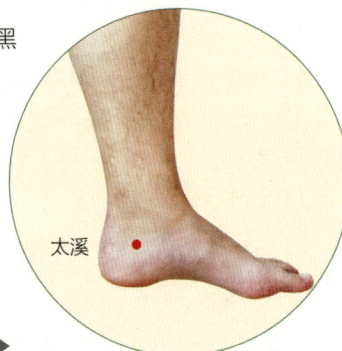

图17-2-12　太溪 ▶

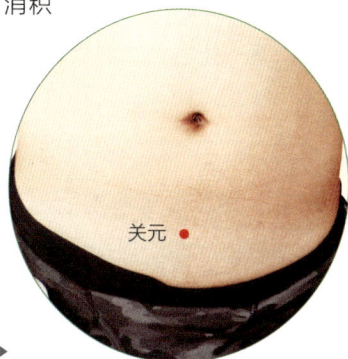

关元（任脉，小肠募穴）

【定位】在下腹部，前正中线上，当脐中下3寸。

【解剖】布有第十二肋间神经的前皮支的内侧支，腹壁浅动、静脉分支和腹壁下动、静脉分支。

【功效】补肾固本，调气回阳，消积散滞。

【主治】湿疮，瘾疹，紫癜病，天疱疮病，红蝴蝶疮，风瘙痒病等。

【操作】直刺1～1.5寸。

图17-2-13 关元 ▶

3. 操作要点

肝俞、肾俞、心俞、脾俞、膈俞操作应朝向脊柱方向斜刺。太冲、太溪埋线均不超过0.5cm长，每两周一次，六次为一个疗程。黧黑斑其主要发病部位为颜面部，面部埋线仍处于探讨阶段，检索资料发现南京医科大学第一附属医院唐青青采用一体化埋线针，取太阳、颧髎、下关、阿是穴（病痛局部或敏感反应点）等，主要按黄褐斑分布区选取适当腧穴。于面部铺无菌洞巾，然后常规消毒整个面部，戴无菌手套，在距离穴位或斑点分布区1～1.5cm处，将埋线针平刺入相应部位并行气，直到将线体完全埋入皮下组织内，注意线体不得露出皮肤，出针后用消毒纱布按压针孔。因面部血液循环丰富，肌肉薄少，故需要操作熟练的、有临床经验的医师进行。

可根据辨证分型配合面膜、耳针等方法治疗。

五、按语

《灵枢·邪气脏腑病形篇》记载："十二经脉，三百六十五络其气血皆上于头面而走空窍。"黄褐斑与肝、脾、肾密切相关，心主血脉，其华在面，肝脾肾功能正常，气机的调畅，气血的化源，心方得主血脉。埋线于肝俞、肾俞、脾俞，使气血有生化之源；予心俞使血有所主。气海、膈俞、太冲埋线之后，对鼢黑斑因气滞血瘀而致者，使瘀血散，而容颜复。三阴交、足三里、太溪、关元均为精、血、津生化之穴，对因肝肾脾虚而出现的精、血、津所致之鼢黑斑理当必用。有学者研究在面部选用太阳、印堂、阳白、承泣、颧髎、迎香、颊车、地仓、承浆等穴，用7号细针平刺浅埋治疗鼢黑斑，但临床资料尚不丰富，请慎重选用。

浙江中医药大学第一附属医院朱金斗教授用调 Q1064nm Nd：YAG 激光联合穴位埋线治疗黄褐斑 78 例，联合治疗组比单纯调 Q1064nm Nd：YAG 激光组差异有统计学意义。

六、注意事项

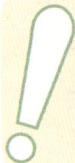

- 如选用面部穴位，需向患者说明，征得同意。
- 面部血管丰富，容易出血，应在埋线后压迫5分钟左右。
- 充足的睡眠，良好的心态。

[1] 王章禄. 穴-药汇通：穴位-中药释用新法［M］. 北京：人民军医出版社，2008.

[2] 石学敏. 针灸治疗学［M］. 北京：人民卫生出版社，2011.

[3] 孙文善. 临床实用微创埋线技术［M］. 上海：复旦大学出版社，2013.

[4] 任树林. 中医穴位埋线疗法［M］. 北京：中国中医药出版社，2011.

[5] 王海军. 穴位埋线［M］. 北京：科学出版社，2014.

[6] 李斌. 陈达灿. 中西医结合皮肤性病学［M］. 北京：中国中医药出版社，2017.